reinhardt

Eva Helms

Es ist nicht alles Demenz

Das Mutmach-Buch nach der Diagnose

Mit einem Vorwort von Helga Rohra

Ernst Reinhardt Verlag München

Eva Helms, Dresden, Fachberaterin für Geriatrie und Gerontopsychiatrie, ist Gründerin des Beratungsunternehmens Convitas und entwickelt nachhaltige Projekte für selbstbestimmtes Leben im Alter – mit und ohne Demenz.

Bibliografische Information der Deutschen Nationalbibliothek

Die Deutsche Nationalbibliothek verzeichnet diese Publikation in der Deutschen Nationalbibliografie; detaillierte bibliografische Daten sind im Internet über <http://dnb.d-nb.de> abrufbar.
ISBN 978-3-497-02800-9 (Print)
ISBN 978-3-497-61405-9 (PDF-E-Book)
ISBN 978-3-497-61406-6 (EPUB)

Printed in EU
Covermotiv: © Alexander Limbach/stock.adobe.com (breiter Klebezettel); istock.com/subjug (Pinnwand mit Klebezetteln)
Satz: Bernd Burkart; www.form-und-produktion.de

Ernst Reinhardt Verlag, Kemnatenstr. 46, D-80639 München
Net: www.reinhardt-verlag.de
E-Mail: info@reinhardt-verlag.de

Inhalt

Checklisten zum Download finden Sie unter:
www.reinhardt-verlag.de

Vorwort

Liebe Brüder und Schwestern (so begegnen wir Menschen mit Demenz uns weltweit), liebe Freunde und Weggefährten auf einer Demenzreise!

Alles begann vor zehn Jahren. Meine Diagnose lautete Lewy-Körperchen-Demenz. „Sie sollten Ihre Patientenverfügung und Generalvollmacht machen und denken Sie über eine geeignete Wohnform nach!" Mit diesen Worten wurde ich in mein neues Leben mit Demenz entlassen.

Ein Ratgeber für mich wäre sehr hilfreich gewesen. Ich war damals gerade mal 50 plus und stand mitten im Berufsleben. Es gab natürlich Beratungen – leider mit Fokus auf die Krankheit. Es war die Zeit, in der eine Demenz-Diagnose vom Ende her gesehen wurde, als Pflegefall. Es fehlte an Wissen und an Menschen mit Demenz, die für sich selbst sprechen. Es war die Zeit des Angehörigen!

Dieser Ratgeber ist ein MUST HAVE und MUST READ für uns Betroffene. Wir Menschen mit Demenz stehen im Fokus, es ist ein Dialog auf Augenhöhe, der sich auch in der Sprachwahl widerspiegelt. Der Aufbau ist systematisch und übersichtlich.

Einfach und feinfühlig werde ich durch verschiedene Bereiche meines neuen Lebens mit Demenz geführt. Von der sehr klaren Erklärung, WAS Demenz eigentlich ist mit den verschiedenen Symptomen und Namen dazu. Da wird sogar der Arzt professionell vertreten. Es gibt immer ein positives Statement.

Ich und wir brauchen von Anfang an MUTmach-Botschaften.

Das Buch motiviert, mich meinen Symptomen zu stellen, an mir zu arbeiten und die Angebote der verschiedenen Träger anzunehmen. Danke für den Mut, mir auch nicht-medikamentöse Wege zu zeigen und den Mut, mich immer noch als Mensch zu sehen mit all meiner Würde! Danke für die sehr realistische Einschätzung meines Endes auf meiner Demenzreise.

Mein Angehöriger, mein Begleiter, wird als essentieller Teil meines Lebens gesehen und die angesprochenen Bereiche, wie Ernährung, Bewegung und Kreativität werden auch sein Leben positiv verändern. Persönlich berührend finde ich die Kapitel der Beziehungen. Was verändert sich in meinem Leben, in dem ich jetzt tagtäglich von einer Demenz (für mich ist es die Dame Demenz) begleitet werde? Was bedeuten Berührungsängste und wie begegnet mir mein Umfeld? Auch wenn ich konkrete Ansprechpartner suche – hier finde ich sie.

Ob es um Sicherheit in meinem Haushalt geht, um Versicherungen, um alles, was auch ein völlig „normales" Leben benötigt – hier in diesem Ratgeber ist alles! Und wieder weiß ich: Ich bin immer noch ich – trotzDEM! Danke, Eva Helms, für diesen ansprechenden, nützlichen Ratgeber für uns! Danke für die Stimme von uns Menschen mit Demenz, der du zugehört hast und die du zitierst! Und ich sage Danke an meine Freunde, denen dieser Ratgeber auf ihrer Reise Orientierung geben kann.

Juli 2020 Helga Rohra (Autorin & Demenzaktivistin)

Ein Buch für Menschen nach der Diagnose

Dieses Buch ist für Sie geschrieben

Als Beraterin erlebe ich, dass Menschen nach einer Demenz-Diagnose viele Fragen haben. Sie fühlen sich unsicher und befürchten, von anderen Menschen abhängig zu werden. Ein persönliches Gespräch in einer Beratungsstelle macht Mut, sich der neuen Situation zu stellen. Doch so manche Fragen kommen erst dann, wenn der Ratsuchende wieder zu Hause ist.

In der Beratungsstelle empfehle ich eigentlich gern ein passendes Sachbuch. Die meisten Bücher richten sich jedoch an die Angehörigen der Erkrankten. Nach einem Ratgeber für Betroffene musste man lange suchen. Dabei erkranken in Deutschland Jahr für Jahr etwa 300.000 Menschen an Demenz. Gemeinsam mit dem Ernst Reinhardt Verlag entstand die Idee, einen Mut machenden Ratgeber für Menschen am Beginn der Erkrankung zu schreiben.

Wie Sie dieses Buch nutzen können

Beginnen Sie am Anfang. In Kapitel 1 „Aus den Kraftquellen schöpfen" legen wir einen Grundstein für Ihr Wohlergehen. Sie finden Ihre persönlichen Mut-Sätze, die Ihnen Kraft für den Alltag und schwierige Situationen geben.

Anschließend lesen Sie etwas über die verschiedenen Demenzformen und über die Veränderungen, die im Verlauf der Erkrankung auftreten können. So sind Sie gut informiert und bekommen Hinweise, auf welche Veränderungen Sie sich einstellen sollten und wie Sie diesen Situationen begegnen können.

Danach können Sie dieses Buch ganz normal von vorne bis hinten durchlesen. Jedes Kapitel beschreibt eine typische Alltagssituation. Im Inhaltsverzeichnis finden Sie eine Übersicht über alle angesprochenen Situationen. Sie können auch direkt zu den Abschnitten gehen, die Sie am meisten interessieren.

Längere Kapitel beginnen mit einer kurzen Zusammenfassung. Damit wissen Sie, was Sie im folgenden Text erwartet. Einige Kapitel enthalten Tabellen oder Checklisten. Sie helfen Ihnen, unsere Vorschläge leichter umzusetzen.

Apropos Umsetzung. An manchen Stellen werden Sie denken: Wozu brauche ich das? Warum sollte ich mich da umstellen? In der Tat sind Sie im Moment noch in der Lage Ihren Alltag ohne Veränderungen zu meistern. Leider kann bei einer Demenzerkrankung niemand einschätzen, wie schnell oder wie langsam sich die geistigen Fähigkeiten verändern. Im Buch werden kleine, aber sehr wirksame Änderungen vorgeschlagen. Damit können Sie schon heute dafür sorgen, dass Sie auch in Zukunft noch gut zurechtkommen und sicher im eigenen Zuhause leben können.

Am Ende der Abschnitte finden Sie oft Zitate von Menschen mit Demenz. Diese Sätze sollen Ihnen Mut machen. Sie sind nicht allein. Anderen Menschen geht es ebenso. Die Zitate habe ich entweder in meinen Beratungen gehört oder in den Gesprächskreisen, die ich regelmäßig begleite. Einige Beispiele stammen von der Demenz-Aktivistin Helga Rohra, die Sie bereits im Vorwort des Buches kennengelernt haben.

Wenn Sie die wichtigen Stellen im Buch mit einem Farbstift anstreichen, finden Sie sie schnell wieder. Notieren Sie auch, welche Tipps Sie ausprobieren wollen. Falls Sie nicht ins Buch schreiben möchten, können Sie sich im Internet auf der Seite des Ernst Reinhardt Verlages unter www.reinhardt-verlag.de alle Vorlagen für die Tabellen und Checklisten ausdrucken.

Frauen und Männer sollen sich von diesem Buch gleichermaßen angesprochen fühlen. Deshalb verwende ich die weibliche und die männliche Form abwechselnd oder ich nenne beide Geschlechter. Wichtig ist mir, dass die gute Lesbarkeit erhalten bleibt.

Ich danke Ihnen dafür, dass ich Sie mit diesem Buch ein Stück auf Ihrem Weg begleiten darf. Ich wünsche Ihnen viel Kraft und Mut, vor allem aber Gesundheit.

Dresden, Juli 2020 Eva Helms

1 Aus den Kraftquellen schöpfen

Ich traue Ihnen zu, dass Sie Ihr Leben auch nach der Diagnose Demenz gut bewältigen. Ich kenne Sie nicht. Das stimmt. Aber ich gehe davon aus, dass Sie in Ihrem Leben schon vieles erlebt und gemeistert haben. Sie kennen auch schwere Zeiten und Sie haben aus vielen Situationen das Beste gemacht. Sie haben dabei Stärken entwickelt, die Sie durch das ganze Leben getragen haben. Aus diesen Kraftquellen können Sie auch heute noch schöpfen.

Vermutlich haben Sie als Kind die Nachkriegszeit erlebt, vielleicht sogar die Kriegsjahre. Das waren Jahre mit Angst, Hunger und schlechter Versorgung. Damals haben Sie gelernt, auch mit sehr ungünstigen Bedingungen zurechtzukommen.

Und woran denken Sie, wenn Sie sich an die Zeit des Wiederaufbaus erinnern? Auch das war keine einfache Zeit. Ihnen wurde nichts auf dem Silbertablett präsentiert. Aber Sie lernten, erfinderisch zu sein. Wo gab es das richtige Material? Wer hatte gute Informationen? Wem konnte man vertrauen? Mit wem konnte man gut zusammenarbeiten?

Hatte man endlich den Mann oder die Frau fürs Leben kennengelernt, merkte man bald, warum der Pfarrer von guten und schlechten Zeiten gesprochen hat. Nicht immer waren Sie gleicher Meinung. Doch mit Kompromissen kann man gut leben, wenn die Beziehung zum Partner oder zur Partnerin stabil bleibt.

Kleine Kinder, kleine Sorgen – große Kinder, große Sorgen. Vermutlich kommt Ihnen auch dieser Spruch bekannt vor. Es gab Zeiten, in denen Sie sehr fürsorglich waren. Dann kamen die Zeiten, in denen die Kinder selbständiger wurden. Sie mussten Grenzen setzen. Erinnern Sie sich noch an den Zeitpunkt, als Sie lernten, Ihre Kinder loszulassen? Wenn Kinder eine eigene Familie gründen, beginnt auch für die Eltern ein neuer Lebensabschnitt.

Haben Sie einen Beruf erlernt, der Ihnen Freude bereitet? Dann wissen Sie, wie schön es ist, sich ganz auf eine Tätigkeit einzulassen. Den Moment zu genießen. War Ihr Beruf eher eine Notwendigkeit, um das Familieneinkommen zu sichern, besitzen Sie eine weitere Stärke. Sie können unangenehme Dinge in Kauf nehmen, um Ihre Ziele zu erreichen. Möglicherweise haben Sie beide Phasen in Ihrem Berufsleben kennengelernt.

Und dann kam der Ruhestand – und mit ihm wieder große Veränderungen. Sie mussten jetzt neue Rituale und Routinen finden. Der alte Tagesablauf passte nicht mehr. Jetzt hatten Sie endlich Zeit. Sie konnten sich den Enkelkindern, Ihrem Hobby oder einem Ehrenamt widmen.

Und Sie mussten lernen, dass Ihr Körper sich verändert. Eine Brille haben Sie sicher schon länger. Vielen Menschen fällt auch das Hören schwerer. Ihre Beweglichkeit und die Geschwindigkeit Ihrer Bewegungen haben abgenommen. Kleine Verletzungen heilen nicht mehr so gut. Sie lernen gerade, was Ihrem Körper guttut und was nicht. Und Sie merken, dass Sie Ihre Kräfte einteilen müssen. So können Sie die wirklich wichtigen Dinge schaffen.

Ich bin mir sicher, dass Sie einen großen Schatz an Lebenserfahrungen haben. Lassen Sie uns in Ihre persönliche Schatztruhe sehen. Wir werden viele Eigenschaften finden, die Sie in den kommenden Jahren brauchen werden.

Eine Demenz-Diagnose bedeutet, dass sich noch einmal sehr viel in Ihrem Leben verändert. Aber die Diagnose ist nicht das Ende Ihres Lebens, sondern der Beginn eines neuen Lebensabschnittes. Es ist hilfreich, sich dabei seiner eigenen Kraftquellen bewusst zu sein. Methoden, die früher bei Ihnen gut funktioniert haben, können auch weiterhin hilfreich sein.

Kreuzen Sie in Tabelle 1 alles an, was auf Sie zutrifft. Wenn ein Satz nicht für Sie passt, dann lassen Sie ihn aus. Konzentrieren Sie sich auf das, was Ihnen weiterhilft.

Tabelle 1: Meine Kraftquellen

Meine Kraftquellen	Ja, trifft zu.
Ich weiß, was mir guttut.	
Ich sorge für meine Gesundheit.	
Ich habe Humor und lache gern.	
Ich übernehme Verantwortung für mein Leben.	
Ich mache gern anderen Menschen eine Freude.	
Ich habe guten Kontakt zu meiner Familie.	
Ich habe gute Freunde.	
Ich bin geduldig mit anderen Menschen.	
Ich bin geduldig mit mir selbst.	
Ich habe in meinem Leben vieles erreicht.	
Ich habe mich in meinem Leben schon öfter an neue Verhältnisse angepasst.	
Wenn mir etwas wichtig ist, möchte ich es auch richtig verstehen.	
Ich habe gelernt, aus den Dingen das Beste zu machen.	
Ich finde einfache Lösungen, die mir das Leben erleichtern.	
Ich genieße ganz bewusst die schönen Dinge in meinem Leben.	
Ich bin mit meinem Leben im Großen und Ganzen zufrieden.	

Spricht Sie eine der Kraftquellen ganz besonders an, dann markieren Sie diese farbig. Oder schreiben Sie den Satz auf ein Blatt Papier und hängen es da auf, wo Sie es oft sehen können.

2 Was man unter „normalem“ Altern versteht

Jeder Mensch vergisst einmal etwas. Kennen Sie das schon von früher? Nach dem Einkauf stellen Sie fest, dass Sie die Milch vergessen haben. Der Name des Schauspielers Ihrer Lieblingsserie fällt Ihnen nicht ein. Wenn der Schlüssel keinen festen Platz hat, müssen Sie ihn so manches Mal suchen. Und auch den Geburtstag der Cousine kann man einmal vergessen. Oft haben wir einen zu vollen Alltag und zu viel zu tun. Oder wir werden durch viele Reiz-Einflüsse abgelenkt. Und dann vergessen wir Sachen, an die wir eigentlich denken wollten.

Mit den Jahren verändert sich nicht nur Ihr Körper. Auch Ihr Gehirn altert mit Ihnen. Das ist normal. Lange Zeit glaubte man, dass im Alter keine neuen Nervenzellen mehr gebildet werden. Heute spricht man von der Plastizität des Gehirns. Das bedeutet, dass sich lebenslang neue Nervenzellen und Verbindungen bilden können. Selbst bei 90-jährigen Menschen konnten Wissenschaftler das feststellen. Man kann also immer noch etwas Neues lernen und damit im besten Falle so einige altersbedingte Defizite ausgleichen.

Ältere Menschen können auf vielfältige Erfahrungen aufbauen. Sie können alte und neue Informationen miteinander verknüpfen und damit neue Situationen gut erfassen. Die Jungen mögen die Schnelldenker sein – Ältere gehören zu den Menschen mit Lebenserfahrung. Damit kompensiert ihr Gehirn die sinkende Leistungsfähigkeit. Menschen sind im Alter oft gelassener als in der Jugend, auch das haben sie ihrer Hirnstruktur zu verdanken.

Welche Veränderungen gehören also zum normalen Altern?

- Sind Sie bereits älter als 60 Jahre?
- Tritt die Vergesslichkeit nur gelegentlich auf?
- Finden Sie in der Regel Ihre Sachen wieder und sind nur hin und wieder am Suchen?
- Können Sie sich gut an kurz zurückliegende Ereignisse erinnern?
- Können Sie kleinere Probleme im Alltag selbst lösen?
- Können Sie mündlichen oder schriftlichen Anweisungen gut folgen?

Wenn Sie alle Fragen mit „Ja“ beantworten konnten, sich aber dennoch Sorgen machen, dann sprechen Sie mit Ihrem Hausarzt.

Ein kleiner Test, den Sie auch als tägliches Gedächtnistraining nutzen können:

- Nehmen Sie am Morgen Ihre Tageszeitung.
- Streichen Sie drei Wörter im Text an. Zum Beispiel: Ferientipp, Stadtrat und Sicherheit. Merken Sie sich diese Begriffe.
- Können Sie sich vor dem Mittagessen noch an alle drei Wörter erinnern? Und wie sieht es am Abend aus?
- Loben Sie sich selbst für Ihren Erfolg!

3 Der Weg zur Diagnose Demenz

In diesem Kapitel lesen Sie,

- warum die Diagnostik so wichtig ist,
- wer eine Demenz-Diagnose stellen darf,
- was die Diagnose „Leichte kognitive Störung“ bedeutet,
- welche verschiedenen Demenzformen es gibt.

Warum ist eine gute Diagnostik wichtig?

Im Alter verändert sich der Körper. Schwächere Augen, Probleme beim Hören und nachlassende Muskelkraft gehören zu unserem Verständnis vom „normalen Altern“ dazu. Und wie ist es mit dem Gehirn? Wo ist die Grenze zwischen normaler Vergesslichkeit und Demenz? Und warum ist eine gute Diagnostik so wichtig?

Es gibt über 50 verschiedene Demenzformen. Jede hat ihre Besonderheiten. Je nach Demenzform können verschiedene Medikamente verordnet werden. Medikamente, die für eine bestimmte Demenzform hilfreich sind, können bei einer anderen Form sogar gesundheitsschädigend sein.

Manchmal erklären sich durch die Diagnose auch bestimmte Verhaltensweisen des Erkrankten. Für die Angehörigen ist es wichtig, die Ursachen zu kennen und sich richtig zu verhalten.

BEISPIEL

Ein Patient mit einer Alzheimer-Demenz wird bei der täglichen Blutzuckermessung gegenüber der neuen Pflegerin aggressiv. Da er sonst ein friedlicher Zeitgenosse ist, gibt es eine Ursache für sein Verhalten.

- Wurde der Patient über die Veränderung informiert?
- War die Pflegerin im Stress und gar nicht bei der Sache?
- Oder gab es mit der früheren Pflegekraft ein kleines Ritual – ein Gespräch oder einen Lieblingsplatz, auf den er sich setzen konnte, bevor die Messung erfolgte?

Die neue Pflegerin muss die Ursache herausfinden oder mit dem Patienten ein neues Ritual verhandeln. Dann kann die Messung wieder ohne Probleme erfolgen.

Ein Patient mit einer anderen Demenzform begegnet der Pflegerin ebenfalls aggressiv. Er hat eine Frontotemporale Demenz. Dadurch ist er nicht mehr in der Lage, seine Impulse zu steuern. Die Pflegerin weiß hier, dass die Ursache für das Verhalten oftmals tatsächlich an der Erkrankung liegt. Sie muss die Situation vor allen Dingen ruhig gestalten.

Die genaue Diagnose ist also nicht nur für eine gute Therapie bedeutsam. Sie ist auch die Grundlage dafür, dass der Erkrankte in seinem Umfeld gut aufgehoben ist.

Ein weiterer wichtiger Aspekt: Vergesslichkeit, Langsamkeit oder Sprachstörungen treten auch bei anderen Erkrankungen auf. Das sind zum Beispiel Depressionen, Schilddrüsen-Erkrankungen oder Vitaminmangel. Diese Erkrankungen sind gut behandelbar, wenn sie rechtzeitig erkannt werden. Dafür ist es notwendig, dass Sie sich einen Facharzt oder eine Fachärztin suchen, die die Ursachen Ihrer Beschwerden gut erforschen.

Wer kann die Diagnose Demenz stellen?

Sie brauchen wirkliche Klarheit. Schließlich geht es um etwas Wichtiges: Ihre Gesundheit und Ihre Lebensqualität. Ratschläge von Nachbarn und Tests in Zeitschriften oder im Internet sind keine gute Idee. Sie haben eine gute Diagnostik verdient.

Vielleicht haben Sie oder Ihre Angehörigen folgende Veränderungen bemerkt:

- Sie erinnern sich nicht an Gespräche und Abmachungen.
- Sie finden nicht das richtige Wort für eine bekannte Sache.
- Ihnen fallen Namen nicht ein.
- Es fällt Ihnen schwer, Termine einzuhalten.
- Sie wissen nicht, welcher Tag oder welches Jahr gerade ist.

Sind diese Verhaltensweisen altersentsprechend? Oder deuten sie auf eine andere Erkrankung hin?

Sprechen Sie darüber mit Ihrem Hausarzt. Er kennt Sie schon lange und kann gesundheitliche Veränderungen gut einschätzen. Berichten Sie ihm von Ihren Symptomen. Dann wird er Sie zu einem Facharzt überweisen. Das kann ein Neurologe oder ein Psychiater sein. In großen Städten gibt es Memory-Kliniken oder Gedächtnis-Ambulanzen. Dort haben sich die Ärzte darauf spezialisiert, Erkrankungen des Gehirns zu erkennen und zu behandeln.

In der Gedächtnisambulanz erfolgt die Diagnostik an zwei bis drei Terminen. Die Untersuchungen dauern jeweils etwa eine Stunde. Sie können danach wieder nach Hause gehen. In einigen Kliniken wird die Diagnose während eines mehrtägigen Aufenthaltes erstellt.

Wenn Sie mit dem Ergebnis der Untersuchung nicht zufrieden sind, können Sie sich eine zweite Meinung einholen.

Frau V. berichtet:
„Mit Mitte 70 bemerkte ich die ersten Anzeichen. Ich kannte mich aus, denn meine Mutter hatte ebenfalls Demenz. Doch die erste Ärztin sagte: „Ihnen fehlt nur ein bisschen Glück." Da habe ich eine andere Ärztin gesucht. Die hat mich gleich in die Gedächtnisambulanz überwiesen. Dort wurde beginnende Demenz festgestellt. Ich glaube, mir geht es heute noch so gut, weil die Behandlung so früh begann."

Was gehört zu einer guten Diagnose?

Für die Bestimmung einer Demenz-Erkrankung gibt es ärztliche Leitlinien. Sie sagen aus, welche Untersuchungen gemacht werden sollen.

Ärztliches Gespräch

Ihr Bericht über Veränderungen ist ein wichtiger Bestandteil der Diagnostik. Deshalb wird sich der Arzt viel Zeit dafür nehmen. Er wird Sie nach verschiedenen Anzeichen fragen:

- Können Sie sich gut an kurz zurückliegende Ereignisse erinnern?
- Haben Sie Probleme beim Erkennen bzw. Wieder-Erkennen von Personen oder Gegenständen?
- Wie gut können Sie sich in vertrauter und neuer Umgebung orientieren?
- Fällt es Ihnen schwer, den richtigen Ausdruck zu finden?
- Wissen Sie am Ende eines Satzes nicht mehr, was Sie sagen wollten?
- Fallen Ihnen komplexe Aufgaben, wie zum Beispiel das Packen eines Koffers, schwerer als früher?
- Fühlen Sie sich oft antriebslos?

Wenn Ihr Angehöriger Sie begleitet, wird der Arzt auch ihn zu seinen Eindrücken befragen.

Laborwerte

Es wird ein großes Blutbild gemacht. Die Auswertung der Laborwerte erfolgt ganz speziell mit dem Fokus auf die Funktionen des Gedächtnisses. Manchmal gibt es Hinweise darauf, dass es andere Krankheiten oder Mangel-Erscheinungen gibt, die für Ihre Beschwerden mit verantwortlich sein können.

Psychologisches Gutachten

Es werden verschiedene Tests durchgeführt. Dabei geht es um Konzentration, Merkfähigkeit, Wortschatz und Fähigkeiten, Dinge zu strukturieren.

Folgende Aufgaben könnte Ihnen der Psychologe oder die Psychologin stellen:

- Sie nennt Ihnen 10 Begriffe, die Sie wiederholen sollen.
- Sie zeigt Ihnen Bilder von Gegenständen, deren Namen Sie nennen sollen.
- Sie testet, wie viele Ziffern einer Zahlenfolge Sie sich merken können.
- Sie sollen gezeigte Dinge und Begriffe zu Oberbergriffen zuordnen.
- Sie werden aufgefordert, einen Satz zu schreiben.
- Sie sollen eine Uhr oder eine Figur zeichnen.

Ihre Ergebnisse werden mit den Durchschnittswerten von Menschen in Ihrem Alter verglichen. Das heißt, es ist normal, dass eine 25-jährige oder 40-jährige Person eine höhere Punktzahl erreicht als Sie.

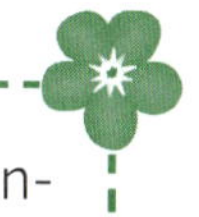

Haben Sie keine Angst, Fehler zu machen. Geben Sie einfach Ihr Bestes.

Ein Bild Ihres Gehirns

Eine MRT- oder CT- oder PET-Aufnahme des Gehirns liefert dem Arzt Hinweise darauf, ob es sichtbare Veränderungen gibt. Umgangssprachlich wird auch gesagt, jemand muss „in die Röhre".

MRT steht für Magnet-Resonanz-Tomografie. Eine MRT liefert Schichtbilder und kann das Gehirn gut darstellen. Eine MRT arbeitet mittels Magnetfeldern. Das Gerät ist sehr laut. Die Patienten bekommen Kopfhörer und geben ein Signal, wenn sie in der engen Röhre Angst bekommen.

CT steht für Computer-Tomografie. Diese Röntgenuntersuchung liefert dreidimensionale Bilder. Die Untersuchung ist leiser und schneller als eine MRT. Nachteil ist eine höhere

Strahlenbelastung. Eingesetzt wird eine CT in der Neurologie, beispielsweise bei einem Schlaganfall.

PET steht für Positronen-Emissions-Tomografie. Bei dieser Methode arbeitet man mit einer radioaktiven Substanz. Die PET ist sehr präzise. Sie zeigt Veränderungen im Stoffwechsel des Gehirns. Der Arzt setzt diese Untersuchung nur dann ein, wenn er nach erfolgter Diagnostik noch Zweifel an der Demenz-Diagnose hat, beispielsweise bei Patienten mit jungem Erkrankungsalter im Frühstadium.

Anhand der Bilder kann der Arzt erkennen, ob und in welcher Region es sichtbare Veränderungen des Gehirns gibt. Dabei kann außerdem festgestellt werden, ob es eine andere neurologische Ursache gibt.

Auswertungsgespräch

Der behandelnde Arzt bespricht mit Ihnen ausführlich die Untersuchungsergebnisse. Er verordnet oder empfiehlt die entsprechenden Medikamente und Therapien. Ihr Haus- oder Facharzt wird per Brief über die Ergebnisse informiert und erhält Hinweise für die weitere Behandlung.

Prof. Markus Donix ist Leiter der Gedächtnisambulanz an der Uniklinik Dresden. Er empfiehlt:

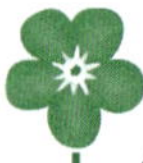

Gehen Sie so früh wie möglich in eine Gedächtnisambulanz. Denn je früher man kommt, desto besser funktioniert der Erhalt der geistigen Leistungsfähigkeit.

In Tabelle 2 können Sie Ihre Untersuchungsergebnisse eintragen und überprüfen, ob Ihre Diagnose leitliniengerecht gestellt wurde.

Tabelle 2: Checkliste zu meiner Diagnose

Untersuchung	Name des Arztes oder der Klinik	Datum
Ausführliches Arztgespräch		
Großes Blutbild		
Psychologisches Gutachten		
Bildaufnahme des Gehirns (MRT oder CT)		
ggf. weitere Untersuchung:		
Auswertung		

Diagnose: Leichte kognitive Störung (MCI)

Die leichte kognitive Störung („mild cognitive impairment“, MCI) ist keine Demenz. Sie wird auch als Altersvergesslichkeit bezeichnet. Die Patienten klagen über ein nachlassendes Kurzzeitgedächtnis, über Wortfindungsstörungen und schlechte Orientierung. Dabei sind die Beschwerden stärker, als es für das jeweilige Alter normal wäre. Deshalb sind die Betroffenen über ihren Zustand besorgt.

Bei seinen Untersuchungen findet der Arzt (noch) keine Anhaltspunkte für eine Demenz. In den meisten Fällen schreiten die Symptome nicht weiter voran. Nur bei 20 bis 40 Prozent der Patienten entwickelt sich später tatsächlich eine Demenz.

Der Arzt kann dennoch Ergotherapie verordnen, um die Kompetenzen des Patienten zu erhalten. Im Buch finden Menschen mit dieser Diagnose viele praktische Empfehlungen, die auch ihnen Erleichterung bringen.

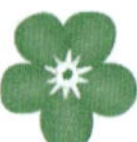

So können die Betroffenen Ihren Alltag gut an die Veränderungen anpassen:

- Sie lassen sich für ihre Tätigkeiten mehr Zeit.
- Sie lassen alles weg, das ihnen schwerfällt und nicht notwendig ist.
- Sie machen öfter Dinge, die ihnen gut gelingen und Spaß machen.

Diagnose: Alzheimer-Demenz

Die Alzheimer-Erkrankung ist die häufigste Demenzform. Die Erkrankung beginnt in der Regel nach dem 65. Lebensjahr. Mit zunehmendem Alter steigt die Wahrscheinlichkeit, an der Alzheimer-Demenz zu erkranken. Ein hohes Alter ist also das größte Erkrankungsrisiko.

Welche Krankheitszeichen sind typisch?

Die Alzheimer-Demenz beginnt schleichend und unbemerkt. Sie selbst werden viel früher als Ihre Angehörigen feststellen, dass sich etwas verändert.

Rückblickend beschreiben Erkrankte oder Angehörige oft folgende Veränderungen im Alltag:

- Schlechte Merkfähigkeit
- Vernachlässigung von Aufgaben oder Hobbys
- Zunehmende Unsicherheit in alltäglichen Situationen
- Schwierigkeit, mit Veränderungen umzugehen
- Veränderungen der Sprache (Wortfindung, Vereinfachung)
- Unsicherheit und Fehler beim Autofahren

Aus medizinischer Sicht werden folgende Symptome der Alzheimer-Demenz zugeordnet:

- Gedächtnisstörungen
  - Das Kurzzeitgedächtnis speichert neue Ereignisse immer schlechter ab.
  - Später ist auch das Langzeitgedächtnis vom Abbau betroffen.
- Störungen des Denk- und Urteilsvermögens
  - Das Denken wird langsamer und umständlicher.
  - Das Lösen von Aufgaben fällt schwer.
  - Situationen werden nicht mehr richtig eingeordnet (z.B. beim Bezahlen oder beim Autofahren).
- Orientierungsstörungen
  - Die räumliche Orientierung nimmt auch in bekannter Umgebung ab.
  - Die Orientierung zum Wochentag oder zur Tageszeit geht verloren.
  - Erlebnisse aus Vergangenheit und Gegenwart werden vermischt.
- Sprachstörungen
  - Dinge oder Sachverhalte können nicht benannt werden.
  - Man hat Probleme, den Inhalt von Gesagtem zu verstehen.
- Störungen beim Erkennen
  - Personen werden nicht erkannt oder verwechselt.
  - Dinge werden nicht wiedererkannt.
  - Es wird nicht mehr verstanden, wozu ein Ding dient.

- Handlungsstörungen
  - Komplexe Handlungen können nicht mehr ausgeführt werden.
  - Aufforderungen kann nicht Folge geleistet werden.
- Lese-, Schreib- und Rechenstörungen
  - Wörter werden falsch geschrieben.
  - Die Schrift wird kleiner, später unleserlich.
  - Einfache Rechenaufgaben fallen schwer.
  - Die Lesefähigkeit nimmt ab.
- Störungen von Antrieb und Aufmerksamkeit
- Schlafstörungen
- Probleme, körperliche Bedürfnisse wahrzunehmen
  - Kein Hunger- und Durstgefühl.
  - Schmerzen werden nicht wahrgenommen, äußern sich aber in Unruhe.
  - Inkontinenz.

Was sind die Ursachen der Erkrankung?

Welche konkreten Mechanismen zu einer Alzheimer-Demenz führen, ist noch nicht abschließend erforscht. Bestimmte Veränderungen im Stoffwechsel des Gehirns werden als Ursache für die Erkrankung angenommen.

Bei der Alzheimer-Krankheit entstehen im Hirnstoffwechsel sogenannte Beta-Amyloid-Proteine. Diese verklumpen und bilden die unauflöslichen Ablagerungen zwischen den Nervenzellen, die sogenannten Alzheimer-Plaques. Die Plaques können nicht mehr vom Körper abgebaut werden.

Auch Störungen der TAU-Proteine können eine Ursachen für die Demenz sein. Tau-Proteine befinden sich im Inneren der Zelle. Sie sind für die Nährstoffversorgung der Zellen verantwortlich. Bei der Alzheimer-Erkrankung wird das Tau-Protein chemisch verändert. Es kommt zum Verlust von Synapsen und zum Absterben von Nervenzellen. Bisher ist nicht klar, was Ursache und was Folge der Erkrankung ist.

Bildgebende Untersuchungen (CT, MRT) zeigen die Abnahme von Gehirnmasse.

Die Vererbung spielt nur eine geringe Rolle. Sie kommt nur bei sehr seltenen Formen der Erkrankung in Betracht.

Diagnose: Gefäßbedingte oder vaskuläre Demenz

Die Ursache dieser Demenzform sind Veränderungen der Blutgefäße und der Durchblutung im Gehirn. Das Wort vaskulär bedeutet gefäßbedingt. Eine besondere Form ist die „Multi-Infarkt-Demenz".

Welche Krankheitszeichen sind typisch?

In vielen Fällen wird der Beginn der Erkrankung von den Betroffenen und ihren Angehörigen sehr bald bemerkt. Innerhalb kurzer Zeit gehen bestimmte Fähigkeiten verloren. Die Verschlechterungen werden „stufenförmig" erlebt. Danach gibt es Phasen, in denen das Befinden gleich bleibt oder sich sogar wieder ein klein wenig verbessert.

Es können unterschiedliche Regionen im Gehirn vom Krankheitsgeschehen betroffen sein. Daher ist auch das Bild der Erkrankung nicht einheitlich. Auffällig ist, dass die Menschen für gewohnte Tätigkeiten mehr Zeit benötigen. Das ist ein Zeichen dafür, dass andere Gehirnregionen die Ausfälle kompensieren. Später kommen Denkschwierigkeiten und Stimmungsschwankungen dazu. Zusätzlich können körperliche Störungen wie Taubheitsgefühle oder Lähmungserscheinungen auftreten.

Wodurch wird die Erkrankung ausgelöst?

Einige Krankheiten erhöhen das Risiko, an vaskulärer Demenz zu erkranken:

- Bluthochdruck
- Schlaganfälle
- Herzerkrankungen
- Diabetes mellitus
- Hohe Cholesterinwerte
- Übergewicht

Diese Erkrankungen sollten gut behandelt werden.

Auch schlechte Angewohnheiten fördern die Erkrankung:

- Rauchen
- hoher Alkoholkonsum
- Bewegungsmangel

Durch einen gesunden Lebensstil kann den Verlauf der Demenz-Erkrankung positiv beeinflusst werden. Viele gute Hinweise dazu finden Sie in Kapitel 7.

Andere Demenzformen

Es gibt viele weitere Demenzformen. Neue Untersuchungsverfahren erlauben eine immer genauere Diagnostik. Wissenschaftler haben bisher mehr als 50 spezielle Formen definiert.

Häufig gibt es Mischformen. Der Erkrankte hat in diesem Falle beispielsweise sowohl eine Alzheimer- als auch eine vaskuläre Demenz.

Die Lewy-Körperchen-Demenz

Diese Demenzform ähnelt sehr stark der Alzheimer-Demenz. Die wichtigsten Unterschiede sind:

- Das Gedächtnis und die Orientierung bleiben zunächst gut erhalten.
- Die Erkrankten haben Halluzinationen. Sie sehen Bilder oder Personen, die nicht da sind. Manchmal werden auch Töne oder Gespräche gehört.
- Körperliche Symptome, z. B. Muskelzittern, ähneln der Parkinson-Erkrankung und erhöhen die Sturzgefahr.
- Die Aufmerksamkeit und die Leistungsfähigkeit der Betroffenen schwankt stark.
- Es besteht eine erhöhte Empfindlichkeit oder Unverträglichkeit gegenüber vielen Arzneimitteln, die zur Behandlung von Wahnvorstellungen, Halluzinationen, Verwirrung oder Unruhe eingesetzt werden (Antipsychotika).

Die Frontotemporale Demenz (FTD)

Als Frontotemporale Demenzen bezeichnet man Veränderungen des Gehirns im Bereich der Stirn und der Schläfen. Es fällt dem Erkrankten selbst häufig gar nicht auf, dass sich etwas verändert hat. Doch die Angehörigen berichten über Wesensveränderungen. Die Person reagiert impulsiver oder gar aggressiver als früher. Das Gedächtnis ist in der Regel anfangs nicht gestört. Häufig vermuten Ärzte und Angehörige deshalb zunächst eine andere psychische Erkrankung, zum Beispiel ein Burnout. Das junge Alter der Betroffenen und die gute Merk- und Orientierungsfähigkeit passen nicht zum Bild der „typischen“ Demenzen.

Die häufigsten Merkmale sind:

- Beginn zwischen dem 50. und 65. Lebensjahr
- Verändertes Sozialverhalten
- Veränderung der Persönlichkeit
- Gestörte Impulskontrolle
- Ausgeprägte Sprachstörungen

Die Frontotemporale Demenz ist mit den anderen beschriebenen Demenzformen nicht vergleichbar. Für die Erkrankten gibt es nur sehr wenige passgenaue Angebote. Am besten funktioniert die Unterstützung durch einen persönlichen Begleiter. Vor allem das impulsive Verhalten und sprachliche oder auch tätliche Aggressionen erschweren die Betreuung. Angehörige und Pflegende sollten dieses Verhalten nicht persönlich nehmen. Tatsächlich ist es eine Folge der Erkrankung.

Aufgrund dieser Besonderheiten werden Menschen mit Frontotemporaler Demenz von den Hinweisen im Buch weniger profitieren.

Menschen mit der Diagnose Frontotemporale Demenz können sich direkt an die Deutsche Alzheimer Gesellschaft e.V. wenden. Auch ihre Angehörigen finden dort Hilfe.
Es gibt eine Selbsthilfegruppe und ein geschütztes Forum für Angehörige.
Informationen unter www.deutsche-alzheimer.de/die-krankheit/frontotemporale-demenz.html
Die Nummer des Alzheimer-Telefons lautet: 030 / 259 37 95 14.

4 Wie die Erkrankung verläuft

In diesem Kapitel lesen Sie,

- welche Phasen der Erkrankung es gibt,
- welche Veränderungen es in der frühen und der mittleren Phase geben könnte,
- was in der späten Phase wichtig ist.

Die Einteilung der Erkrankung in Phasen

Fachleute teilen die Demenz-Krankheit in Phasen ein. Es gibt ein frühes, ein mittleres und ein spätes Stadium. Im Text über die frühe Phase werden Sie vermutlich Parallelen zu Ihrer aktuellen Situation wiederfinden.

Im Anschluss finden Sie die Beschreibungen der mittleren und der späten Phase. Wir möchten Ihnen Mut machen, auch diese Abschnitte zu lesen. So können Sie rechtzeitig dafür sorgen, dass Sie später selbstbestimmt und mit guter Lebensqualität leben können.

Niemand kann sagen, wie lange eine bestimmte Phase der Krankheit andauert. Und nicht alle Menschen erleben alle Phasen. Menschen mit der Diagnose „Leichte kognitive Störung“ erleben ihren Alltag ähnlich wie Menschen in der frühen Phase.

Die Einteilung der Erkrankung in Phasen ist ein theoretisches Modell. Ärzte und Pflegende nutzen das Modell, um sich einen schnellen Überblick zu verschaffen.
Im realen Leben verläuft jede Erkrankung unterschiedlich. Nicht immer treten alle Veränderungen so auf, wie im Modell beschrieben. Es gibt oft Abweichungen. Dann verändern sich einzelne Aspekte schneller oder langsamer.
Wichtig ist, wie es Ihnen geht – nicht wie das Modell es beschreibt.

Wie die Krankheit beginnt – die frühe Phase

Sie haben Veränderungen bemerkt und die Diagnose „Leichte kognitive Störung" oder „beginnende Demenz" bekommen. Im Alltag kommen Sie gut zurecht. Doch das Gedächtnis, die Konzentration und Ihre Stimmung werden schlechter.

Die Alltagskompetenz in der frühen Phase

„Es ist nicht mehr so wie früher", sagen Menschen mit beginnender Demenz. Viele Dinge gehen nicht mehr so leicht von der Hand. Doch in den allermeisten Fällen kommen Menschen mit beginnender Demenz im Alltag gut zurecht. Das gilt auch, wenn sie allein leben. Sofern Sie körperlich gesund sind, können Sie genauso gut für sich sorgen wie jeder andere auch. Vielen Mitmenschen fällt die Veränderung zunächst gar nicht auf. Schließlich kann jeder einmal etwas vergessen.

Die Langsamkeit

Haben Sie bemerkt, dass Sie für bekannte Handlungen jetzt viel mehr Zeit benötigen als früher? Ihr Gehirn ist immer noch schlau genug, nach neuen Lösungen zu suchen, wenn die alten Denk-Strategien nicht mehr funktionieren.

Sobald Sie sich Zeit nehmen und sich nicht unter Druck setzen, kommen Sie zu weiterhin zu guten Ergebnissen.

Das Kurzzeitgedächtnis in der frühen Phase

Die meisten Menschen bemerken zuerst, dass sich ihr Kurzzeitgedächtnis verschlechtert. Dinge, die vor kurzer Zeit besprochen wurden, werden nicht erinnert. Gedanken können nicht festgehalten werden. Manchmal vergisst man, wo man etwas hingelegt hat.

Wer gern Romane liest, kann der Handlung nicht mehr gut folgen. Das passiert vor allem dann, wenn viele Personen mitspielen.

Das Langzeitgedächtnis in der frühen Phase

Das autobiografische Gedächtnis

Das Langzeitgedächtnis funktioniert in dieser Phase sehr gut. Alte Menschen berichten, dass sie sich viel besser an Ereignisse aus ihrer Kindheit oder Jugend erinnern können als im früheren Erwachsenenleben. Deshalb nutzen Betreuungspersonen und Therapeuten die Biografie, um die Person zu stärken.

Das Allgemeinwissen

Mediziner sprechen vom semantischen Gedächtnis. Damit meinen sie das Allgemeinwissen einer Person, zum Beispiel: Berlin ist die Hauptstadt von Deutschland. Reife Erdbeeren sind rot. Um Kaffee zu kochen, brauche ich Filtertüte, Kaffeepulver und Wasser.

Dieses Fakten-Wissen ist weiterhin gut abrufbar. Das bemerken Sie sicher auch, wenn Sie gerne Kreuzworträtsel lösen.

Die Sprache in der frühen Phase

Viele Betroffenen berichten von Schwierigkeiten, die richtigen Worte zu finden. Oder sie vergessen Namen von bekannten Personen. Meistens fällt ihnen die Bezeichnung oder der Name später wieder ein.

Das Verstehen fällt immer noch leicht. Der Gesprächspartner darf aber nicht zu schnell sprechen. Anstrengend ist es, wenn viele Menschen gleichzeitig reden.

Der Orientierungssinn in der frühen Phase

Trotz beginnender Demenz können sich die Menschen in gewohnter Umgebung gut orientieren. In einer unbekannten Umgebung finden sie sich nicht so gut zurecht. Besonders schwer fällt das zum Beispiel in einer Ferienanlage oder in einem Krankenhaus mit langen, eintönigen Gängen.

Auch die Zeit-Orientierung funktioniert fast immer. Man weiß also, welche Tageszeit, welches Jahr oder welche Jahreszeit gerade ist.

Die Konzentration in der frühen Phase

Vermutlich ist Ihre Konzentration nicht an allen Tagen gleich gut. Tätigkeiten, die Ausdauer und Konzentration erfordern, werden schwieriger. Die Unterschiede zwischen guten und weniger guten Tagen sind größer als früher. Aber an manchen Tagen ist alles so wie früher.

Die Stimmung in der frühen Phase

Viele Menschen berichten von einer depressiven Stimmung. Plötzlich haben sie keine Lust mehr, Dinge zu tun, die sie früher gern getan haben. Manche Menschen fühlen sich antriebslos.

Es fällt schwer, bewusst mitzuerleben, wie Fähigkeiten abnehmen. Viele Menschen versuchen, die Veränderungen vor anderen Menschen zu verbergen. Auch das kostet Kraft. Peinliche Situationen, die entstehen, tragen ebenfalls dazu bei, dass sich Betroffene zurückziehen.

Alle negativen Veränderungen treten vor allem dann auf, wenn Sie Stress haben. Wer sich selbst immer kritisch beobachtet, gerät in einen Teufels-Kreislauf. Deshalb ist es wichtig, gut für sich zu sorgen. Was ich Ihnen sagen möchte:

Sie versuchen, trotz der Erkrankung gut im Alltag zurechtzukommen. An manchen Tagen kostet das sehr viel Kraft. Gehen Sie liebevoll mit sich selbst um. Sagen Sie Ihrem „inneren Kritiker“ und Ihren Angehörigen: „Ich tue alles so gut ich kann! Und ich nehme mir dafür so viel Zeit, wie ich benötige!“.
Sie machen das wunderbar!

Wenn die Krankheit fortschreitet – die mittlere Phase

Demenz ist eine fortschreitende Erkrankung. Niemand kann vorhersagen, wie die Krankheit verläuft. Auch Ihr Arzt kann das nicht. Im Lauf der Zeit treten einige Krankheitsmerkmale verstärkt auf und es kommen neue Störungen dazu. Bei manchen Menschen passiert das sehr schnell. Bei anderen Menschen tritt diese Phase erst nach vielen Jahren der Erkrankung ein.

Die Alltagskompetenz in der mittleren Phase

Für den Erkrankten wird es zunehmend schwieriger, allein zurechtzukommen. Es fällt schwer, Entscheidungen zu treffen oder etwas zu planen. Was ist die richtige Menge für den Wochenendeinkauf? Sind 50 Euro viel oder wenig? Der Umgang mit Geld kann zunehmend problematisch werden. Was bedeutet dieser Brief vom Amt?

Wer in einer Partnerschaft lebt, wird immer mehr Aufgaben an seinen Mann oder seine Frau abgeben. Wer allein lebt, braucht nun ein sicheres Netz von Helfern, denen er vertraut.

Das Kurzzeitgedächtnis in der mittleren Phase

Es wird für Menschen mit Demenz in dieser Phase schwieriger, Gesehenes und Gehörtes zu behalten. Wichtige Informationen können innerhalb weniger Minuten „verschwinden“.

Angehörige klagen dann darüber, dass die Person immer wieder die gleiche Frage stellt. Der Grund dafür ist einfach. Das Thema ist der Person wichtig. Aber das Gehirn kann die erhaltene Antwort nicht abspeichern.

Das Langzeitgedächtnis in der mittleren Phase

Autobiografisches Gedächtnis

Die Vergangenheit spielt jetzt eine große Rolle. Manchmal werden Erinnerungen so eindrücklich, dass Vorstellung und Realität nicht unterschieden werden können. Für den Erkrankten ist das oft weniger problematisch als für seine Umwelt. Ein alter Mensch, der die Anwesenheit seiner Eltern wieder spürt, fühlt sich sicher und geborgen. Außenstehende verunsichert dieses Verhalten. Doch auch traumatische Erlebnisse – zum Beispiel Erinnerungen an Kriegszeiten – können jetzt wieder an die Oberfläche kommen. Dann ist es hilfreich, wenn Angehörige die Lebensgeschichte kennen und den Erkrankten in seinem Erleben gut begleiten. Es ist Zeit für die Unterstützung durch einen erfahrenen Helfer oder einen Therapeuten.

Das Allgemeinwissen

Das Allgemeinwissen nimmt ab. Aber Menschen mit Demenz werden nicht „verrückt". Ihre Handlungen sind innerhalb des persönlichen Erlebens logisch. Wer als Kind die Hungersnot erlebt hat, vergisst möglicherweise, dass sein Kühlschrank heute gut gefüllt ist und er jederzeit einkaufen kann.

Die Sprache in der mittleren Phase

Sprachstörungen nehmen in der zweiten Phase zu. Die Erkrankten benutzen Wörter, die vom Wortklang oder von der Bedeutung ähnlich wie das richtige Wort sind. Sie sagen zum Beispiel „aufmerken" statt „aufschreiben" oder „singen" statt „klingen". Dazu kommt nach und nach auch ein gestörtes Wortverständnis. Was andere Menschen sagen, wird nur schwer verstanden.

Dann ist es gut, wenn Angehörige Bilder und Gesten benutzen. Das verstehen Menschen mit Demenz besser. Die Lesefähigkeit für kurze Texte bleibt noch lange erhalten.

Der Orientierungssinn in der mittleren Phase

Das Zeitgefühl geht verloren. Erkrankte brauchen Unterstützung bei einer sinnvollen Tagesstruktur. Es fällt ihnen schwer, die Tageszeit richtig einzuordnen. Ist es Vormittag oder Nachmittag? Auch die Auswahl der Kleidung, passend zur Jahreszeit, kann Probleme machen.

Die örtliche Orientierung nimmt ebenfalls ab. Manchmal kommt Erkrankten ihre gewohnte Umgebung völlig fremd vor. Selbst in der Wohnung findet sich der Erkrankte jetzt nicht mehr so gut zurecht. Wo stehen die Tassen? Wo ist die Toilette? Ist das wirklich mein Schlüssel?

Die Stimmung bessert sich

Das Gefühl, krank zu sein, nimmt ab. Der Erkrankte fühlt sich gesund. Er bemerkt seine Fehler nur selten. Dadurch verbessert sich seine Stimmung. Wird er gut versorgt, kann er ein sehr zufriedenes Leben führen.

Für Angehörige und Pflegekräfte ist es sehr hilfreich, wenn sie etwas über Ihr Leben wissen:

- Sind Sie in der Stadt oder auf dem Land aufgewachsen?
- Wer gehörte zu Ihrer Familie?
- Welchen Beruf haben Sie erlernt?
- Was taten und tun Sie gern?

Aber sie sollten auch von traurigen Ereignissen wissen:

- Welche schwierigen Situationen haben Sie erlebt?
- Welche Herzenswünsche konnten Sie nicht verwirklichen?
- Gibt es liebe Menschen oder Haustiere, um die Sie trauern?

Wie es weitergehen kann – die späte Phase

Große Hilfebedürftigkeit und Abhängigkeit machen Betroffenen und Angehörigen bereits am Beginn der Erkrankung Angst. Nicht alle Demenzkranken erleben diese Phase. Das ist der Fall, wenn Menschen sehr spät erkranken oder wenn die Demenz nur langsam fortschreitet.

Demenzkranke ziehen sich in der späten Phase völlig zurück. Mit Worten sind sie kaum noch erreichbar. Auch die eigenen Bewegungen können nicht mehr gut gesteuert werden. Menschen vergessen, wie man eine Treppe steigt, wie man sich auf einen Stuhl setzt, wie man isst oder trinkt. Dies ist mit Sicherheit die Phase, in der der Erkrankte Abschied nimmt von der Welt.

Wir wissen nicht, was Menschen in dieser Zeit tatsächlich erleben. Gefühle und Berührungen werden wichtiger als kluge Worte und aktivierende Angebote. Menschen wünschen sich in dieser Phase Schmerzfreiheit. Sie wollen gut versorgt sein und Geborgenheit spüren.

Wissen Ihre Angehörigen, was Ihnen guttut? Es braucht Mut, darüber zu sprechen. Jeder wünscht sich, dass diese Situation nie eintreten wird. Aber Selbstbestimmung heißt, sich diese

Lebenssituation mutig vor Augen zu führen. Teilen Sie Ihren Angehörigen mit, wie Sie selbst diese Phase erleben möchten. Damit geben Sie ihnen Sicherheit und ermöglichen eine liebevolle Begleitung in Ihrem Sinne.

In der Tabelle 3 können Sie aufschreiben, was Ihnen guttut. Sie wählen Dinge, die Ihnen Wohlbefinden und Geborgenheit geben. Formulieren Sie ruhig auch, was Sie überhaupt nicht mögen.

Tabelle 3: Das sollten meine Angehörigen oder ggf. Pflegepersonen wissen

Lieblings-Mensch(en)	
Hauptgerichte, die ich gerne esse	
Süßspeisen, die ich mag	
Lieblings-Gerüche	
Blumen	
Musik-Richtungen	
Lieblingsschlager	
Lieblings-Möbel	
Lieblings-Schlafposition	
Was ich überhaupt nicht mag!	

5 Wie die Krankheit behandelt wird

Demenz ist bisher nicht heilbar. Ärztliche Gesellschaften haben Leitlinien zur Behandlung der Krankheit entwickelt. Sie besagen, welche Medikamente und Therapien sinnvoll sind und verordnet werden sollen.

Damit kann der Krankheitsverlauf verzögert werden. Ebenso wichtig ist der Erhalt der Alltagskompetenzen.

In diesem Kapitel lesen Sie,

- welche Medikamente aktuell zur Behandlung eingesetzt werden können,
- wie Ergotherapie Sie im Alltag unterstützen kann,
- welche weiteren Therapien hilfreich sein können,
- ob eine Reha-Maßnahme das Richtige für Sie ist.

Medikamente

Es gibt verschiedene Wirkstoffe, die zur Behandlung Ihrer Erkrankung eingesetzt werden können. Der Arzt entscheidet, welches Medikament ein Patient erhält. Er legt auch die Dosierung fest. Dabei berücksichtigt er alle anderen Erkrankungen. Denn ein „Medikamenten-Cocktail“ aus zu vielen verschiedenen Wirkstoffen kann dem Körper schaden.

Deshalb sollten Sie auch genau beobachten, ob Sie ein neues Medikament gut vertragen. Im Zweifelsfalle kann der Arzt die Dosierung ändern oder einen anderen Wirkstoff verordnen.

Medikamente zur Behandlung der Alzheimer-Demenz

Medikamente zur Behandlung der Alzheimer-Krankheit heißen Antidementiva. Diese Medikamente können das Fortschreiten der Krankheit für eine gewisse Zeit verzögern. Patienten können durch diese Medikamente ihren Alltag besser bewältigen. Ein Medikament, das die Erkrankung heilt, gibt es bisher nicht.

Im frühen und mittleren Stadium der Erkrankung können sogenannte Acetylcholinesterasehemmer verordnet werden:

- Donepezil
- Galantamin
- Rivastigmin

Es kann auch ein sogenannter Glutamatrezeptor-Antagonist verordnet werden (Memantin). Dieser Wirkstoff funktioniert nach einem anderen Prinzip. Er ist auch noch für die Behandlung der mittleren und späten Phase geeignet.

Die Behandlung der vaskulären Demenz

Bei einer vaskulären Demenz müssen in erster Linie die Ursachen der Durchblutungsstörung des Gehirns behandelt werden. Ihr Hausarzt prüft, welche Störungen vorhanden sind:

- Diabetes
- Bluthochdruck
- Fettstoffwechselstörungen
- Herzrhythmusstörungen

Bestehende Schädigungen können nicht rückgängig gemacht werden. Die Therapie sorgt dafür, dass im Idealfall nicht noch mehr Durchblutungsstörungen dazukommen.

Ältere Menschen haben manchmal weitere Erkrankungen. Sie nehmen bereits Medikamente dagegen ein. Damit sich die verschiedenen Wirkstoffe gut vertragen, muss der Arzt die Therapie sorgfältig planen.

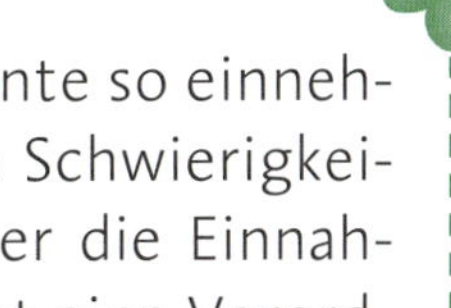

Tipp 1: Wichtig ist, dass Sie alle Medikamente so einnehmen, wie sie verordnet wurden. Wenn Sie Schwierigkeiten haben, die Übersicht zu behalten oder die Einnahmezeiten zu erinnern, können Sie vom Arzt eine Verordnung zur Medikamentengabe durch einen Pflegedienst erhalten.

Tipp 2: Beobachten Sie, ob Sie ein neues Medikament gut vertragen. Treten plötzlich Beschwerden auf, wie Schwindelgefühle, Übelkeit oder andere neue Symptome, dann sprechen Sie das zeitnah in der Sprechstunde an. Oft kann der Arzt Ihnen ein Medikament mit einem anderen Wirkstoff verordnen.

Ergotherapie

Ergotherapie gehört zu den medizinischen Heilberufen. Die Wirksamkeit von Ergotherapie bei Demenz wurde durch viele Studien (z.B. von Holthoff et al. o.J. oder Graessel et al. 2011) bestätigt. Deshalb wird sie in den Leitlinien zur Behandlung von Demenzerkrankungen besonders empfohlen.

Die Ergotherapeutin unterstützt die Patienten dabei, den Alltag in gewohnter Weise zu bewältigen. Wichtige Fähigkeiten, die durch die Erkrankung verloren gehen könnten, werden trainiert, zum Beispiel:

- die Denk-Fähigkeit
- das Langzeitgedächtnis
- die Körperwahrnehmung
- die Fähigkeit, an Gesprächen teilzunehmen
- die Alltagsaufgaben: Einkaufen, Umgang mit Geld, Telefonieren, Orientieren im Straßenverkehr
- Ihre Tagesgestaltung

Sprechen Sie mit Ihrer Ergotherapeutin oder dem Ergotherapeuten darüber, was Sie sehr gut können und was Ihnen im Alltag nicht mehr so gut gelingt. Dann überlegen Sie gemeinsam, woran Sie arbeiten möchten. Jemand könnte zum Beispiel sagen:

- Ich möchte weiterhin meine Mahlzeiten selbst zubereiten. Wie kann ich dafür sorgen, dass ich alle Arbeitsschritte in der richtigen Reihenfolge tue?
- Wenn ich gestresst bin, fällt es mir schwer, die richtigen Worte zu finden. Wie kann ich mein Sprachgedächtnis trainieren?
- Ich lebe allein und möchte meinen Alltag weiterhin selbst organisieren. Wie kann ich meine Termine gut einhalten?
- Meine Handschrift hat sich verändert. Was kann ich tun, um weiterhin leserlich zu schreiben?
- Beim Treppensteigen bin ich unsicher geworden. Wie kann ich mich vor Stürzen schützen?

Ergotherapeuten unterstützen Sie bei der Erreichung Ihres Zieles. Sie setzen verschiedene Hilfsmittel ein und beraten Sie und Ihre Angehörigen, wenn Sie Probleme haben. Wenn Ihnen manche Dinge nicht mehr so gut gelingen, kann Ihnen die Ergotherapeutin wichtige Tipps geben.

Die Behandlung kann bei Ihnen zu Hause oder in der Ergotherapie-Praxis erfolgen. Vor allem dann, wenn es um das Training von Alltags-Aufgaben geht, ist die Therapie bei Ihnen zu Hause sinnvoll.

Wie bekomme ich Ergotherapie?

Lassen Sie sich eine Verordnung von Ihrem Hausarzt oder Ihrer Neurologin ausstellen. Wenn die Therapie bei Ihnen zu Hause stattfinden soll, muss der Arzt das besonders vermerken. In vielen Fällen kann Ihnen Ihr Arzt auch eine Praxis empfehlen, die sich auf die Behandlung von Menschen mit Demenz spezialisiert hat und die für Sie gut erreichbar ist.

Logopädie

Ein Logopäde ist der richtige Therapeut zur Behandlung von folgenden Störungen:

- Sprachstörungen, zum Beispiel Wortfindung
- Sprechstörungen, zum Beispiel Aussprache
- Schluckstörungen

Der Erhalt der Sprache ist besonders wichtig, um mit anderen Menschen gut in Kontakt zu bleiben. Menschen müssen ihre Gedanken und Bedürfnisse so formulieren können, dass sie von anderen Menschen verstanden werden.

Bei einer beginnenden Demenz können Logopäden mit speziellen Übungsprogrammen die Fähigkeiten stärken. Sie trainieren:

- die Wortfindung
- das Sprachverständnis
- die Satzbildung
- die Aussprache und das Sprechtempo.

Ebenso wie Ergotherapeuten und Musiktherapeuten nutzen sie dabei auch die Lebensgeschichte und die Daseinsthemen der Patienten.

Wenn Schluckstörungen auftreten, erarbeiten Logopäden gemeinsam mit dem Betroffenen und den Pflegenden Strategien für den Alltag. Sie bieten Schlucktraining an und geben Hinweise zur Zubereitung der Nahrung.

Wie bekomme ich eine logopädische Behandlung?

Auch für diese Behandlungsform brauchen Sie eine Verordnung von Ihrem Hausarzt oder Ihrer Neurologin. Die Therapie findet meistens in den Praxisräumen statt. Fragen Sie Ihren Arzt nach einer Praxis, die für Sie gut erreichbar ist.

Musiktherapie und Reha-Tanz

Musiktherapie ist eine sehr gute Möglichkeit, um Menschen mit Demenz emotional zu stärken. Zu den Therapiezielen gehören in erster Linie:

- der Erhalt der Kommunikationsfähigkeit
- die Steigerung des Wohlbefindens
- die Verbesserung von Bewegungsmustern

Einfache Lieder und Songs, an denen Erinnerungen hängen, haben dabei große Bedeutung. Die musiktherapeutische Behandlung gibt dem Patienten Lebensqualität und reduziert auf spielerische Weise den Stress. Das Gehirn wird dabei ohne Anstrengung trainiert und aktiviert.

Nicht nur am Beginn der Erkrankung, sondern auch bei fortgeschrittener Demenz ist Musiktherapie besonders wertvoll.

Musiktherapie ist leider nicht an allen Orten verfügbar. Aber vielleicht hat eine Tanzschule in Ihrer Nähe ein Rehasport-Angebot. Dann bitten Sie Ihren Arzt dafür um eine Verordnung. Als Rehabilitationsleistung unterliegt diese Verordnung nicht dem Budget der Ärzte.

Alzheimer-Therapiezentrum

Es gibt Alzheimer-Therapiezentren und Reha-Kliniken, die auf die Behandlung der Demenz-Krankheiten spezialisiert sind. Der Demenz-Patient erhält während seines Aufenthaltes eine umfangreiche Behandlung. Die intensive therapeutische Begleitung hilft ihm dabei, Fähigkeiten zu stärken und nützliche Gewohnheiten zu trainieren.

In einigen Einrichtungen werden an Demenz erkrankte Menschen und ein Angehöriger gemeinsam aufgenommen. Der Angehörige nimmt in dieser Zeit an Schulungen teil. So können sich auch die Familien optimal auf die Veränderungen einstellen.

In der Regel dauert die Maßnahme drei bis vier Wochen. Ihr Hausarzt oder Neurologe muss für Sie einen Antrag auf eine stationäre Rehabilitationsmaßnahme stellen. Dann übernimmt die Krankenkasse die Kosten. Je früher die Therapie erfolgt, desto besser.

Frau V. berichtet:
„Der Aufenthalt in Bad Aibling hat mir sehr gut gefallen. Weil ich Musik mag, habe ich sehr viel Musiktherapie bekommen. Mein Mann hatte in dieser Zeit Weiterbildung für die Angehörigen. Wir wollen gern noch einmal dort hinfahren".

6 Warum frühzeitige Beratung so nützlich ist

Die Diagnose Demenz bestimmt viele Bereiche Ihres Lebens. Eine Beratung hilft Ihnen,

- sich auf zukünftige Veränderungen einzustellen,
- zu erkennen, was Sie selbst tun können,
- die notwendige und richtige Unterstützung zu finden und
- Ihr Leben so lange wie möglich selbstbestimmt und selbständig zu gestalten.

In diesem Kapitel erfahren Sie, welche Möglichkeiten der Beratung es gibt und wo Sie diese Angebote finden.

Die persönliche Beratung in einer Beratungsstelle

Sie haben die allerbeste Beratung verdient. Ein guter Berater ist kompetent und einfühlsam. Er nimmt sich Zeit für das Gespräch. Er gibt Ihnen Hilfestellungen, drängt Ihnen aber nichts auf. Sie selbst wählen, was zu Ihnen passt. Ein guter Berater wird auch auf den Verlauf der Erkrankung verweisen und Vorschläge für spätere Lebensphasen machen. Möglicherweise möchten Sie heute noch gar nichts davon hören. Erinnern Sie sich an Ihre Kraftquelle: „Ich kann gut für mich sorgen!" Genau hier liegt der Wert guter Beratung.

Eine Beratung kann Ihnen bei vielen Fragen weiterhelfen. Hier sind einige Beispiele dafür:

- Sie möchten Ihre Sorgen ansprechen und wissen was Sie selbst tun können.
- Sie benötigen Tipps und Hilfe bei der Neu-Organisation Ihres Alltags.
- Sie möchten Gleichgesinnte treffen und sich gegenseitig unterstützen.
- Sie wollen einen Pflegegrad oder eine andere Leistung beantragen.
- Sie möchten Widerspruch gegen eine Entscheidung der Kranken- oder Pflegekasse einlegen.
- Sie suchen konkrete Unterstützung (z.B. Hauswirtschaft oder Begleitung bei Arztbesuchen).
- Sie möchten sich über verschiedene Wohnformen informieren.

Das Beratungsangebot in Deutschland ist regional verschieden. Einige Städte haben Pflegestützpunkte oder spezielle Demenz-Beratungsstellen. In anderen Kommunen sind das Bürgerbüro oder das Sozialamt gute Ansprechpartner vor Ort. Der Sozialberater kann viele grundlegende Fragen beantworten und Kontakte vermitteln.

Demenzberatung

Gibt es in Ihrer Nähe eine spezielle Demenzberatung, so sollten Sie dieses Angebot nutzen. Neben dem Wissen um Formalitäten und regionale Angebote können Sie hier Ihre ganz persönlichen Fragen zum Umgang mit der Erkrankung stellen. Die Beraterin hat die richtigen Informationen für jede Phase der Erkrankung. Als verständnisvolle Zuhörerin findet sie mit Ihnen gemeinsam heraus, wie Sie Ihre momentane Situation am besten bewältigen. Wünschenswert ist, dass ein vertrauensvolles Verhältnis entsteht, sodass Sie die Beraterin jederzeit bei Veränderungen und Fragen wieder aufsuchen können.

Beratung durch Ihre Pflegekasse

Auch die Pflegekassen haben einen Beratungsauftrag und müssen Ihnen Ihre Fragen beantworten. Die Pflegeberaterin Ihrer Krankenkasse ist die richtige Ansprechpartnerin für Fragen rund um die Leistungen der Pflegekassen. Sie kommt bei Bedarf auch zu Ihnen nach Hause.

Beratungen durch ehrenamtliche Helfer der Alzheimer Gesellschaften

In vielen Alzheimer Gesellschaften bieten Angehörige von Menschen mit Demenz eine Beratung an. Die Beratenden sind zumeist keine ausgebildeten Fachkräfte. Sie sind Menschen, die in ihrem Alltag Erfahrungen mit der Erkrankung gemacht haben und ihr Wissen weitergeben möchten. Sie helfen also aus Sicht der Angehörigen.

Pflichtberatung für Menschen mit Pflegegrad

Wer einen Pflegegrad erhalten hat und nur Pflegegeld bezieht, muss regelmäßig Pflichtberatungen wahrnehmen. Im Bescheid der Pflegekasse können Sie lesen, wie oft diese Beratung stattfinden muss. Diese Beratungen werden durch einen Pflegedienst Ihrer Wahl geleistet.

Wohnberatung

An einigen Orten gibt es auch Wohnberatung. Die Wohnberaterin berät zu einer zweckmäßigen Einrichtung der Wohnung. Das ist wichtig, damit Sie möglichst lange ohne Hilfe zu Hause leben können.

Sind die Beratungen kostenlos?

Die Beratungen im Rathaus oder Gemeindeamt sind immer kostenlos. Auch für den Besuch der Pflegeberaterin entstehen Ihnen keine Kosten. Beratungen durch Wohlfahrtsverbände wie Diakonie, Caritas und DRK werden ebenfalls kostenfrei angeboten.

Bei einem Beratungsunternehmen können für die Beratung Kosten entstehen. Am besten ist es, Sie fragen direkt danach.

Wohnberater bieten in der Regel eine kostenlose Grundberatung an. Eine spezielle Beratung, zum Beispiel zum Umbau des Badezimmers, ist kostenpflichtig.

Beratung per Telefon

Die Deutsche Alzheimer Gesellschaft hat seit vielen Jahren ein Beratungstelefon. Die Mitarbeiterinnen sind speziell geschult und kennen sich in der Thematik sehr gut aus. Sie hören Ihnen zu und überlegen gemeinsam mit Ihnen, wie Sie bestimmte Probleme am besten lösen können.

Wenn Sie möchten, können Sie anonym anrufen. Sie können auch vereinbaren, dass Sie beim nächsten Mal wieder mit demselben Mitarbeiter oder derselben Mitarbeiterin am Telefon sprechen.

Die Mitarbeiterinnen am Beratungstelefon sind für das ganze Bundesgebiet zuständig. Wenn Sie ein spezielles Angebot an Ihrem Wohnort suchen, erhalten Sie die Kontaktdaten der regionalen Alzheimer Gesellschaft oder einer Beratungsstelle in Ihrer Nähe.

Das Alzheimer-Telefon erreichen Sie unter der Tel.-Nr.: 030 / 2 59 37 95 14.

Informationen aus dem Internet

Für viele Menschen ist es heute selbstverständlich, das Internet zu nutzen. Dort finden sich zu allen Themen sehr zahlreiche Informationen. Bitte überlassen Sie die Diagnose Ihrem Arzt. Symptome zu googeln und eigene Schlussfolgerungen zu ziehen, ist keine gute Idee.

Doch wenn Sie Angebote in Ihrer Nähe oder Tipps für eine spezielles Alltagsproblem suchen, finden Sie verlässliche Quellen.

Suchbegriffe

Unter dem Stichwort „Alzheimer“ finden Suchmaschinen im Internet Millionen von Einträgen. Man kann die Suche genauer formulieren. Ergänzen Sie weitere Suchbegriffe, z. B.:

- Alzheimer + Ihr Wohnort
- Alzheimer + Ihr Wohnort + Beratung

So kommen Sie schneller zu einem brauchbaren Ergebnis.

Spezielle Seiten für Menschen mit Demenz

Seiten, die sich speziell an Sie richten, haben eine klare Struktur und werden im besten Falle auch von Betroffenen mitgestaltet.

Empfehlenswerte Internetseiten

www.besser-leben-mit-demenz.de: Diese Seite gehört zu diesem Buch. Hier können Sie im Bonusbereich auch noch einmal zahlreiche Tabellen und Checklisten aus diesem Buch downloaden und ausdrucken.

www.demenz-in-sachsen.de: Auf dieser Seite finden Sie zahlreiche Informationen, die nicht nur für Menschen in Sachsen relevant sind. Menschen mit Demenz waren an der Erstellung der Seite beteiligt.

www.deutsche-alzheimer.de/menschen-mit-demenz.html: Hier finden Sie ein Forum, in dem sich Menschen mit Demenz untereinander austauschen können.

www.pflegegrad-berechnen.de: Sehr einfach können Sie hier mit Ihren Angaben testen, ob Sie aufgrund Ihrer Situation einen Pflegegrad erhalten können.

www.wegweiser-demenz.de: Diese Seite des Bundesministeriums für Familie, Frauen, Senioren und Jugend wird von Experten betreut. Sie finden an dieser Stelle zahlreiche aktuelle Informationen.

www.promenz.at: PROMENZ ist ein Zusammenschluss von Menschen mit Vergesslichkeit und Unterstützerinnen in Österreich.

> Für die Abfrage von Informationen muss man in der Regel keine persönlichen Daten preisgeben und auch nichts bezahlen. Seien Sie misstrauisch, wenn derartiges von Ihnen verlangt wird.

7 Was Sie selbst für Ihre Gesundheit tun können

In diesem Kapitel lesen Sie, welche Empfehlungen es gibt, um die geistige Gesundheit lange zu erhalten.

Bewegung regt Ihr Gehirn an

„Wie geht's?", ein Satz der wortwörtlich danach fragt, ob man in Bewegung ist. Sportliche Aktivitäten tragen zur Gesundheit bei. Das ist bekannt. Dabei zählt regelmäßige Bewegung mehr als hartes Training. 30 Minuten pro Tag reichen bereits aus.

Moderates Training regt die Durchblutung an. Das Gehirn bekommt mehr Sauerstoff. Blutdruck, Cholesterinspiegel, Herzgesundheit und Gewicht werden positiv beeinflusst.

Regelmäßige Bewegung regt den Stoffwechsel im Gehirn an. Die Nervenzellen vernetzen sich besser und sind aktiver. Das stärkt die geistige Leistungsfähigkeit.

Ernährung

Es gibt keine Garantie dafür, mit dem richtigen Lebensstil das Demenz-Risiko zu senken. Doch Studien zeigen, dass die Ernährung mit dem Verlauf der Erkrankung in Verbindung steht (Volkert et al. 2005). Eine gesunde Ernährung ist in jedem Alter sinnvoll. Da ältere Menschen lebenswichtige Nährstoffe nicht mehr so gut verwerten, ist eine wertvolle Zusammensetzung der Nahrung besonders wichtig.

Empfohlene Nahrungsmittel

Gesundheitsexperten empfehlen eine ausgewogene Mischkost, die sich an der Küche der Mittelmeer-Länder orientiert. Folgende Lebensmittel sollten regelmäßig auf Ihrem Speiseplan stehen:

- Olivenöl
- Fisch
- frisches Gemüse
- Obst, vor allem auch Beeren
- Nüsse
- Vollkornprodukte

Einige bekannte Ärzte empfehlen darüber hinaus ganz bestimmte Nahrungsmittel für die geistige Gesundheit. Dazu gibt es derzeit nur Pilotstudien mit einer kleinen Teilnehmerzahl. Da jedoch keines der empfohlenen Nahrungsmittel schädlich ist, sollen sie hier aufgeführt werden:

- Kokosöl in Bio-Qualität
- Kurkuma
- grüner Tee
- Apfelsaft
- Rotwein (in Maßen) oder roter Traubensaft

Insgesamt kommt es nicht auf den Verzehr einzelner gesunder Lebensmittel an, sondern auf deren ausgewogene Mischung.

Es gibt auch Lebensmittel, die Sie eher vermeiden sollten, da sie Ihrer Gesundheit schaden. Dazu gehören:

- zu viel Zucker
- gehärtete Fette
- zu viel Salz

- Fertiggerichte, da diese in der Regel gehärtete Fette, Zucker und zu viel Salz enthalten.

Ausreichend trinken

Viele Menschen verspüren nur selten Durstgefühle. Doch unser Körper benötigt ausreichend Wasser, um zu funktionieren. Auch das Gehirn profitiert davon.

Als tägliche Trinkmenge werden oft zwei Liter empfohlen. Bis zu 2 Tassen Kaffee dürfen Sie in Ihre Rechnung einbeziehen. Auch ein Glas Saft ist in Ordnung, besser sind Saft-Schorlen. Wenn Sie kein reines Wasser mögen, probieren Sie einmal aromatisiertes Wasser aus. Dafür gibt man in einen Krug mit Wasser einen Zusatz, zum Beispiel:

- Zitronenscheiben (in Bio-Qualität)
- frische Minze
- frisches Obst
- Gurkenscheiben

Rechnen Sie doch einmal zusammen, auf welche Trinkmenge Sie pro Tag kommen. Wo können Sie ein weiteres Glas Wasser in Ihren Tagesablauf einplanen?

Nahrungsergänzungsmittel

Zahlreiche Produkte im Drogeriemarkt oder im Internet versprechen Mangelzustände im Körper zu beheben. Ihr Nutzen ist umstritten. Wenn Sie meinen, dass Sie Nahrungsergänzungsmittel benötigen, besprechen Sie das am besten mit Ihrem Arzt.

Eine umfangreiche Testung, an welchen Vitaminen und Mineralstoffen ein Mangel vorliegt, ist in der Regel keine Kassenleistung. Sie müssen den Test selbst bezahlen. Das Ergebnis gibt Ihnen und Ihrem Arzt Aufschluss darüber, wie gut Ihr Körper bereits versorgt ist und welche Nährstoffe, Vitamine und Mineralien nicht ausreichend vorhanden sind. Auf diese Weise können Sie Ihre Gesundheit gezielt unterstützen.

Für guten Schlaf sorgen

Im Schlaf erholt sich der Körper. Das Gehirn speichert die Erlebnisse des Tages ab und unsere Zellen stärken sich gegen Krankheitserreger. Der gesündeste Schlaf ist dabei der vor Mitternacht. Idealerweise beträgt die tägliche Schlafdauer 7 bis 8 Stunden. Dabei dürfen Sie Ihren Nachtschlaf und die Mittagsruhe zusammenrechnen. Es gibt einige Tricks, um die Schlafqualität zu verbessern:

- Gehen Sie immer zur gleichen Zeit ins Bett.
- Etwa eine Stunde vor dem Zu-Bett-Gehen sollten Sie nicht mehr vor dem Bildschirm sitzen (Fernseher, Computer).
- Überlegen Sie, ob Ihre Matratze, Kopfkissen und Bettdecke wirklich bequem sind.
- Lüften Sie Ihr Schlafzimmer ausreichend.
- Ein Vorhang schützt vor dem Licht von Laternen oder dem Mond.
- Die ideale Temperatur zum Schlafen liegt zwischen 16 und 19 Grad Celsius.

Kontakte pflegen

„Soziale Kontakte im mittleren und späten Lebensalter könnten Demenzrisiko senken“, titelte das Ärzteblatt im August 2019. Das hatte eine Studie der Universität London bestätigt. Personen, die fast täglich Freunde sahen, hatten ein wesentlich geringeres Risiko an Demenz zu erkranken. Wer sich regelmäßig mit anderen Menschen austauscht, der trainiert damit sein Gehirn und hält es in Schwung.

Umgekehrt erhöht Einsamkeit das Demenz-Risiko. Einer Studie der Ruhr-Universität Bochum (Luhmann/Bücker 2019) zufolge nimmt das Erinnerungsvermögen von alten Menschen umso stärker ab, je einsamer sie sind.

Dabei fördern positive Erlebnisse und soziale Aktivität gleich mehrere Aspekte des Gehirns:

- Sprachvermögen
- Kurzzeitgedächtnis
- Langzeitgedächtnis
- positive Emotionen

Das Gehirn läuft im Kontakt mit anderen Menschen sozusagen auf Hochtouren.

Das Gedächtnis trainieren

Viele Menschen fragen sich: Kann man das Gedächtnis wie einen Muskel trainieren? Und auch Angehörige meinen, man müsse sich nur richtig anstrengen, dann werde es schon besser. Tatsächlich zeigen Studien (z. B. Möller 2002; Belleville et al. 2011), dass die Anregung des Gedächtnisses den Verlauf der Erkrankung mildern kann. Das trifft jedoch nur im frühen und mittleren Stadium der Erkrankung zu. Bei einer fortgeschrittenen Demenz können die Übungen dazu führen, dass der Erkrankte zusätzlich verunsichert und deprimiert wird.

Folgende Aspekte des Gehirns können gezielt trainiert werden:

- die Merkfähigkeit
- die Aufmerksamkeit
- das Denk-Tempo
- die Wortfindung
- das allgemeine Denkvermögen

Die Aufgaben sollen vor allen Dingen Spaß machen. Dann wirken sie am besten. Sie dürfen die Übenden weder überfordern noch unterfordern. Spielerisches Training wirkt am besten. Das bedeutet: Es gibt keinen Leistungsdruck und keine Bewertung. Und vor allem darf gelacht werden.

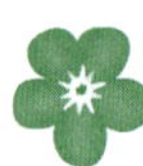

Merken Sie sich die **vier großen L**, damit halten Sie Ihr Gedächtnis in Schwung.

Lernen + **L**ieben + **L**aufen + **L**achen

8 Wie Sie gut für sich selbst sorgen können

Den eigenen Weg finden

Schauen Sie gleich noch mal auf die Tabelle 1 in Kapitel 1. Die Sätze „Ich übernehme die Verantwortung für mein Leben“ und „Ich habe gelernt, aus den Dingen das Beste zu machen!“ gehören zu Ihren Kraftquellen? Herzlichen Glückwunsch.

Auch wenn Demenz keine heilbare Krankheit ist, können Sie selbst etwas für Ihre Gesundheit tun. Das gelingt am besten, wenn Sie die vorhandenen Stärken in den Blick nehmen und sich an ihnen freuen. Das Leben ist wertvoll. Es kann noch so viele schöne Dinge für Sie bereithalten. Versprochen! Lassen Sie uns nach vorne schauen.

Ratschläge von Bekannten oder Tipps aus Zeitschriften und Gesundheitssendungen dürfen Sie in Ruhe prüfen.

- Haben Sie verstanden, auf welche Weise das Angebot wirksam ist? Oder können Sie bei Bedarf nachfragen?
- Ist das versprochene Ergebnis für Sie wünschenswert?
- Ist die Umsetzung der Vorschläge für Sie praktikabel?

Nicht alle Vorschläge passen für jede Person. Übernehmen Sie die Anregungen, die für Sie hilfreich sind. Doch der Volksmund sagt auch, man solle die Flinte nicht zu früh ins Korn werfen. Manche Erfolge zeigen sich erst nach einer Zeit des

Übens. Manchmal gehört dazu auch die Überwindung der eigenen Trägheit und Disziplin.

Ich möchte Sie ermutigen. Gehen Sie den Weg, der für Sie passt.

Bestimmen Sie einen Zeitraum für die Umsetzung einer Idee, beispielsweise drei Wochen. Halten Sie schriftlich in Ihrem Kalender oder in Ihrem Notizbuch täglich fest, welche Verbesserungen Sie bemerken.

Verspüren Sie eine positive Wirkung? Dann ist es wunderbar. Denn nach drei Wochen ist die Neuerung schon fast eine Gewohnheit geworden, die sich nun leichter beibehalten lässt.

Nur keinen Stress

Unser Gehirn kann mit Stress schlecht umgehen. Das bemerkt schon ein Grundschüler, der unerwartet an die Tafel gerufen wird. Plötzlich hat er alles vergessen, was er am Abend davor noch wusste.

Heute ist es nicht mehr der Lehrer, der mit einer schlechten Note droht. Heute ist es unser eigener innerer Antreiber, der uns unter Druck setzt. Auch das Tempo, in dem wir alle leben, erhöht sich ständig. Werbung und Medien gaukeln uns vor, dass es möglich ist, perfekt zu sein.

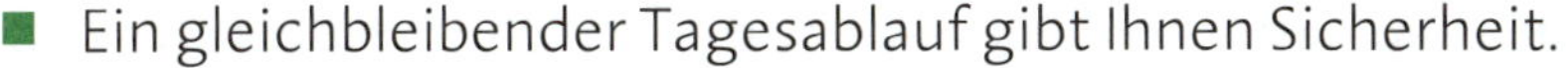

- Ein gleichbleibender Tagesablauf gibt Ihnen Sicherheit.
- Nehmen Sie sich für Ihre Aufgaben so viel Zeit, wie Sie brauchen.
- Vereinfachen Sie Ihren Alltag indem Sie unnötige Aufgaben weglassen.
- Sie müssen nicht alles perfekt erledigen. Oft reicht ein weniger exaktes Ergebnis völlig aus.
- Bitten Sie andere Menschen um Hilfe.

Herr S. konnte nach der Diagnose noch sehr lange allein in seiner Wohnung leben. Mit Unterstützung einer Seniorenbegleiterin fand der ehemalige Grafiker immer wieder Wege, nachlassende Fähigkeiten zu kompensieren und Alltagsdinge zu vereinfachen. Eine automatische Herdabschaltung sorgte für Sicherheit in der Küche. Ein roter Toilettendeckel gab Orientierung im Badezimmer. Er sagte selbst: „Ich lebe in einer wohltuenden Gelassenheit."

Hören Sie auf Ihr Herz

Seit jeher gilt das Herz als Sitz der Gefühle. In unserem Herzen gibt es tatsächlich ein komplexes Nervensystem aus vielen tausend Nervenzellen, die einen ständigen Dialog mit unserem Gehirn führen. Jeder kennt das.

- Haben wir Angst, schlägt das Herz schneller, bis hin zum Herzrasen.
- Erschrecken wir uns, bleibt das Herz stehen – wenn auch nur sehr kurz.
- Betrachten wir ein friedlich schlafendes Baby, entspannt sich unser Herz und scheint ganz weit zu werden.
- Sind wir verliebt, verspüren wir Herzklopfen.

Psychologen sagen, man soll sich darauf konzentrieren, was man will und nicht auf das, was man nicht will. Schließlich kann man am Bahnhof auch nicht sagen: „Ich möchte nicht nach Berlin“ und hoffen, dass man die richtige Fahrkarte bekommt. Wissen Sie, was Sie wollen?

Um das allgemeine Wohlbefinden zu stärken, sind keine großen Aktionen notwendig. Auch Kleinigkeiten können den Alltag schöner machen und Sie in gute Stimmung versetzen. In der Tabelle 4 finden Sie Anregungen dafür.

Kreuzen Sie alles an, was für Sie passt. Suchen Sie sich dann drei Dinge aus, die Ihnen besonders guttun. Legen Sie fest, wann Sie diese Aktivität das nächste Mal durchführen können.

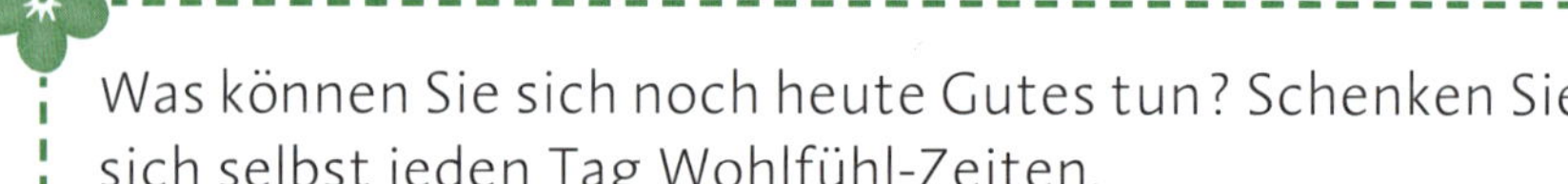

Was können Sie sich noch heute Gutes tun? Schenken Sie sich selbst jeden Tag Wohlfühl-Zeiten.

Helga Rohra erzählt:
„Ich lasse mich nicht verunsichern. Ich erlebe immer wieder, dass Fähigkeiten nicht mehr da sind. Aber die, die noch da sind, geben mir Sicherheit und Halt. Ich lache viel, auch über mich selbst. Humor ist ein ganz wichtiger Bestandteil meines Lebens. Ich habe auch früher Fehler gemacht und darüber lachen können. Warum soll mit der Diagnose Demenz diese Leichtigkeit verloren gehen?“

Tabelle 4: Diese Tätigkeiten geben mir Energie

Tätigkeit	Ja, das tue ich gern	Wann werde ich es das nächste Mal tun?
Ein Buch lesen		
Alte Fotos ansehen		
Mit den Kindern oder den Enkeln telefonieren		
Die Kinder oder Enkel einladen		
Im Garten arbeiten		
In den Zoo gehen		
In ein Museum gehen		
Einen Spaziergang im Park oder im Wald machen		
Schwimmen gehen		
Tanzen		
Eine Freundin oder einen Freund besuchen		
Mich in eine Kirche setzen (oder an einen anderen ruhigen Ort)		
Mir eine Massage gönnen		
Meine Lieblingsmusik hören		
Ans Meer fahren		

9 Wie Sie gute Beziehungen zu anderen Menschen pflegen

Menschen brauchen einander. Menschen mit Demenz sind ganz besonders darauf angewiesen, in einem Umfeld zu leben, das sie unterstützt, ohne übergriffig zu werden. So manches Hilfsangebot ist gut gemeint und dennoch nicht passend.

In diesem Kapitel lesen Sie, wie es gelingt, die eigenen Bedürfnisse zu formulieren. Sie erfahren, welche Themen angesprochen werden müssen, wenn Sie Ihre Zukunft mitbestimmen wollen. Und Sie werden ermutigt, dafür Wege zu finden, die Ihnen und Ihren Angehörigen ein gutes Leben ermöglichen. Dabei sehen wir uns folgende Personengruppen an:

- Ehe- oder Lebenspartner
- Kinder
- Nachbarn
- Freunde
- andere Menschen mit Demenz-Diagnose

Wie die Familie Sie am besten unterstützen kann

Partner oder Partnerin

Die Beziehung zu Ihrem Partner oder Ihrer Partnerin ist die wichtigste Beziehung in Ihrer aktuellen Lebensphase. Gute Partnerschaften sind geprägt von

- respektvollem Umgang
- gegenseitigem Verständnis
- Vertrauen und Vertrautheit
- gemeinsamen Ritualen
- Liebe.

Nach einer Demenz-Diagnose kann es leider passieren, dass aus einer partnerschaftlichen Beziehung eine Pflegebeziehung wird. Der Partner oder die Partnerin verhält sich dann wie eine Pflegekraft. Die Liebe geht dabei verloren. In einigen Partnerschaften passiert das sehr schnell. Bei anderen Paaren ist es eher ein langer Prozess, der über viele Jahre schleichend verläuft.

Nehmen Sie sich jeden Tag etwas Schönes vor, auf dass Sie beide sich freuen. Das muss keine großartige Unternehmung sein. Auch ein kleiner Spaziergang, ein Anruf bei den Enkeln oder das gemeinsame Betrachten alter Fotos machen Freude.

Damit Ihre Beziehung eine Paar- und Liebesbeziehung bleibt, sind für Sie beide immer wieder klärende Gespräche notwendig. Ihr Partner muss verstehen, welche Verhaltensweisen krankheitsbedingt sind und wie er am besten damit umgeht.

Das schlechte Kurzzeitgedächtnis verursacht oft die meisten Probleme. Dabei ist Ihre Alltagskompetenz noch gut erhalten. Mit einigen Tricks kommen Sie weiterhin gut zurecht. Nachfolgend haben wir Ihnen erprobte Lösungsvorschläge für typische Situationen beschrieben.

Sie können sich an Absprachen nicht erinnern: In einem großen Kalender oder Notizbuch, das Sie gemeinsam führen, stehen alle Termine und Absprachen. Bitten Sie Ihren Partner, dabei auf Übersichtlichkeit zu achten.

Sie vergessen Dinge, die Sie erledigen sollten: Nutzen Sie ein kleines Notizbuch im Westentaschen-Format. Dieses Buch kann Sie außer Haus begleiten. Tragen Sie ein, was Sie besorgen wollten oder welche Nachricht Sie überbringen sollen. Gewöhnen Sie sich an, erledigte Sachen abzuhaken oder durchzustreichen.

Sie stellen immer wieder die gleiche Frage: Sie möchten etwas wissen, aber Ihr Kurzzeitgedächtnis speichert die Antwort nicht ab. Damit stören Sie Ihren Partner, für den das Thema schon ausreichend besprochen ist. Schreiben Sie sich die Antwort auf, zum Beispiel in das gemeinsame Notizbuch. Bei Bedarf suchen Sie zuerst im Buch, ob es schon eine Absprache gibt. Bitten Sie Ihren Partner, nachsichtig mit Ihnen zu sein. Seien Sie selbst auch nachsichtig, wenn Ihr Partner einmal ungeduldig wird.

Sie benötigen für bestimmte Dinge viel mehr Zeit als früher: Damit Ihr Partner nicht ungeduldig wird, brauchen Sie ein gemeinsames Zeitmanagement. Sprechen Sie morgens zusammen den Tag durch. Überlegen Sie, was Sie gut vorbereiten können. Wenn Sie am Nachmittag einen Arzttermin haben, können Sie bereits jetzt in Ruhe alle Unterlagen in die Tasche legen, die Sie dann mitnehmen werden.

Sie fühlen sich schnell überlastet: Sorgen Sie dafür, dass Termine gleichmäßig verteilt sind und Sie nicht unter Druck geraten. Nur in Ausnahmefällen sollten Sie mehrere Termine an einem Tag wahrnehmen. Erinnern Sie Ihren Partner daran, dass Stress die demenzbedingten Störungen verschlimmert.

Sie haben Schwierigkeiten bei der Nutzung von Geräten: Ihre praktischen Fähigkeiten scheinen im Laufe der Erkrankung verloren zu gehen. Aber sehr oft ist diese pauschale Aussage so gar nicht richtig. Mit ein wenig Unterstützung können Sie noch sehr viel selbst erledigen.

- Bitten Sie Ihren Partner, Sie bei der Tätigkeit, die Ihnen Probleme macht, aufmerksam zu beobachten.
- Was genau ist es, das Ihnen Schwierigkeiten bereitet?
  - Befolgen Sie die Arbeitsschritte in der richtigen Reihenfolge?
  - Führen Sie alle Arbeitsschritte aus?
  - Finden Sie **alle** für die Tätigkeit notwendigen Materialien?
  - Ist das Gerät für Ihre Fähigkeiten überhaupt geeignet?
- Sagen Sie Ihrem Partner, dass es Ihnen wichtig ist, selbst noch aktiv und für ihn nützlich zu sein.

Bitten Sie Ihren Partner um Verständnis dafür, wenn manche Dinge nicht mehr hundertprozentig zu seiner Zufriedenheit erledigt werden. Es gibt Schlimmeres!

Was Sie für die Liebe tun können: Eine gute Beziehung verlangt von beiden Partnern Beziehungs-Arbeit. Das Gefühl von Vertrautheit und Verbundenheit gibt Ihnen beiden Kraft. Dazu gehört, dass jedem der andere wichtig ist, man sein Verhalten ernst nimmt, seine Gefühle respektiert und seine Persönlichkeit als wertvoll erachtet.

- Gemeinsame Rituale, die sich in der Partnerschaft entwickelt haben, stärken die Vertrautheit und geben dem Tag und dem Jahr Struktur. Vielleicht kochen Sie für beide am Vormittag eine schöne Tasse Kaffee. Vielleicht lieben Sie es am Abend gemeinsam ein Kreuzworträtsel zu lösen? Oder Sie gehen am Sonntagnachmittag ein Stück spazieren. Behalten Sie diese positiven Rituale bei.
- Sagen Sie Ihrem Partner, dass Sie ihn gernhaben. Sehen Sie sich in die Augen. Nehmen Sie sich in den Arm. Wissen Sie, womit Sie Ihrem Partner eine Freude machen können? Tun Sie es mal wieder!

Wenn bei Fortschreiten der Krankheit mehr Pflege notwendig wird, wird sich auch die Partnerschaft verändern. Schon heute darüber zu sprechen, fällt nicht leicht. Doch indem Sie diese Themen rechtzeitig besprechen, können Sie Ihre Selbstbestimmtheit bewahren. Es gibt dafür kein Richtig und kein Falsch. Sie können Ihre Wünsche und Bedürfnisse besprechen. Ihr Partner kann Ihnen sagen, wie er Sie unterstützen möchte und was er leisten kann. Respektieren Sie die Meinung Ihres Partners und bitten Sie ihn, auch Ihre Ansichten zu akzeptieren. Nehmen Sie Ihre eigenen Ängste und die Ihres Partners ernst. Einige Fragen können Sie vielleicht auch im Gespräch mit anderen klären, in der Beratungsstelle oder in der Selbsthilfegruppe. Über folgende Fragen sollten Sie sich Gedanken machen:

- Welche Aufgaben soll Ihr Partner Ihnen abnehmen, wenn Sie diese nicht mehr ausführen können?
- Von welchen Personen aus dem Familien- und Freundeskreis möchten Sie sich später einmal zusätzlich unterstützen lassen? Welche Aufgaben sollten diese Personen übernehmen?
- Gibt es Tätigkeiten, die Sie an professionelle Dienstleister abgeben möchten? Denken Sie hier zuerst an schwierige und ungeliebte Aufgaben in Haus und Garten.
- Möchten Sie, dass Ihr Partner Sie bei der Körperpflege unterstützt? Oder wäre es Ihnen lieber, eine neutrale Person (Pflegedienst) würde das übernehmen?
- Wie kann Ihr Partner gut für sich selbst sorgen? Damit er den Anforderungen, die das Leben an ihn stellt, gut gewachsen ist, benötigt er Zeiten für sich und zum Kraft tanken.
- Ab wann wäre es für Sie in Ordnung eine Tagespflege zu besuchen?
- Gibt es einen Zeitpunkt, an dem Sie Ihren Garten oder Ihre Wohnimmobilie aufgeben würden? Wie möchten Sie das regeln?
- Gibt es einen Zeitpunkt, ab dem Sie lieber in einem Pflegeheim oder in einer Demenz-WG leben würden?

Frau K. erzählt:
„Mein zweiter Mann – das ist mein Lottogewinn auf der Hand. Wir leben nach dem Motto: Verstehen – Vertrauen – Verzichten – Verzeihen – Vergessen".

Erwachsene Kinder

Erwachsenen Kinder sind durch ihre Berufstätigkeit und die Sorge für die eigene Familie oft zeitlich sehr eingespannt. Manchmal wohnen die erwachsenen Kinder auch gar nicht in der Nähe. Das führt häufig dazu, dass sie Veränderungen gar nicht bemerken oder dass sie sich besonders große Sorgen um Ihre Sicherheit machen. In beiden Fällen hilft ein offenes Gespräch.

Bitten Sie Ihre Kinder, sich gut über die Erkrankung zu informieren. Dabei sollen sie nicht nur auf Ihre Defizite schauen, sondern auch auf das, was Sie weiterhin gut können. Suchen Sie bei kritischen Fragen eine Lösung, die Ihre Kinder nicht überlastet und Ihre Selbstbestimmung wahrt. Dafür können Sie auch gemeinsam eine Beratungsstelle aufsuchen.

Jugendliche Kinder

Wenn Ihre Kinder noch sehr jung sind, ist es für sie besonders schwierig, die Mutter oder den Vater hilfebedürftig zu erleben. Abhängig vom Alter sollten die Kinder Informationen über die Demenz vermittelt bekommen. So können sie lernen, mit der neuen Situation besser umzugehen.

Kinder kranker Eltern lernen sehr früh, sehr viel Verantwortung zu übernehmen. Dadurch können die Kinder Zukunftsängste, Scham und Schuldgefühle entwickeln. Im Extremfall bleiben Schule, Entspannung und die Entwicklung eigener Interessen auf der Strecke. Dann hilft eine psychologische Beratung oder eine Familienberatung. Sie können gemeinsam klären, wie Sie das rechte Maß zwischen Unterstützung und Entlastung finden.

Für Kinder und Jugendliche gibt es das Projekt PAUSENTASTE, www.pausentaste.de. Unter der Rufnummer 116 111 und auf der Internetseite www.nummergegenkummer.de finden sie professionelle Hilfe.

Was sollten die Nachbarn wissen?

Gute Nachbarn sind eine wichtige Basis für die Wohnqualität. Da, wo Nachbarn aufeinander achten und sich verantwortlich fühlen, passieren viel weniger Schäden. Ein defektes Treppenlicht wird schneller repariert. Ein übervoller Briefkasten wird nicht nur registriert – es wird auch schnell überlegt, ob jemand erkrankt ist und Hilfe braucht. Wie hilfreich ist es, wenn man einen Zweitschlüssel bei einer Vertrauensperson in der unmittelbaren Nachbarschaft hinterlegt hat! Egal ob man sich selbst ausgesperrt hat, ob man in der Wohnung gestürzt ist und Hilfe braucht oder ob in Abwesenheit ein Rohrbruch passiert – in guter Nachbarschaft wird schnell geholfen.

Ihre Nachbarn haben vermutlich längst die eine oder andere Veränderung wahrgenommen. Unsicherheit, Vergesslichkeit und auch Rückzug werden von aufmerksamen Nachbarn bemerkt. Wenn Sie die anderen über den wirklichen Grund im Unklaren lassen, geben Sie Raum für Spekulationen. Sorgen Sie selbst für Klarheit, indem Sie Ihre nächsten Nachbarn über die Diagnose informieren. Doch tun Sie das nicht zwischen Tür und Angel. Sie könnten Ihre Nachbarn beispielsweise auf eine Tasse Kaffee einladen und dann in Ruhe von Ihrer Diagnose berichten.

Nachbarn haben auch Ängste: Was passiert, wenn Sie unachtsam mit dem Herd oder mit Kerzen umgehen? Könnte es dann nicht für alle gefährlich werden? Gut beraten ist, wer diese Sorgen ernst nimmt. Sie könnten dann anbieten, dass Sie eine Telefonnummer (z. B. der Kinder) für Notfälle hinterlegen. Oder Sie verweisen auf die technischen Hilfsmittel, die Sie dabei unterstützen werden, sicher zu wohnen.

Seien Sie nachsichtig mit den Nachbarn, die jetzt erst einmal nicht wissen, wie sie mit der Situation umgehen sollen. Sie selbst haben ja auch einige Zeit gebraucht, um die Diagnose zu verarbeiten. Sagen Sie Ihren Nachbarn was Sie sich von Ihnen wünschen: Einfach weiter ganz normal dazu gehören – und wenn möglich, ein bisschen mehr Verständnis dafür, dass manche Dinge nicht mehr so schnell oder so gut klappen.

Vor allem mit Hinblick auf das mögliche Voranschreiten der Erkrankung ist eine gute Nachbarschaft wichtig, um weiter – allein oder mit Partner/in – in der eigenen Wohnung leben zu können.

Frau K. erzählt:
„Wir wohnen seit fünf Jahren in einer hübschen kleinen Wohnanlage. Immer öfter passiert es mir jetzt, dass ich Nachbarn nicht erkenne oder dass ich nicht weiß, ob ich der Nachbarin vielleicht schon mehrfach einen „Guten Tag“ gewünscht habe. Darum bin ich diesen Begegnungen ausgewichen oder habe so getan, als würde ich die andere Person nicht bemerken. Meine Nachbarin hat sich gewundert, weil ich plötzlich so abweisend war. Das hat unsere gute Beziehung gestört. Irgendwann hat die Nachbarin mich dann direkt gefragt, was los ist. Wir haben lange geredet. Sie war natürlich von der Diagnose geschockt. Aber es war auch eine Erleichterung, dass sie nun wusste, warum ich so reagiert habe. Nun macht es mir nicht mehr so viel aus, wenn ich sie mehrmals am Tag begrüße. Es ist wieder eine ganz normale Nachbarschaft.“

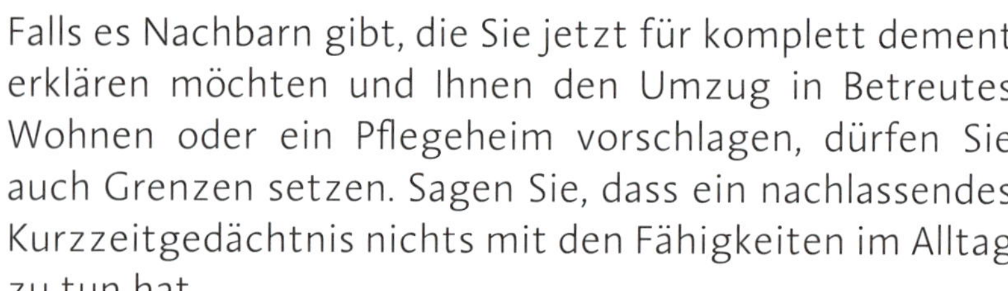

Falls es Nachbarn gibt, die Sie jetzt für komplett dement erklären möchten und Ihnen den Umzug in Betreutes Wohnen oder ein Pflegeheim vorschlagen, dürfen Sie auch Grenzen setzen. Sagen Sie, dass ein nachlassendes Kurzzeitgedächtnis nichts mit den Fähigkeiten im Alltag zu tun hat.

Freundschaften erhalten

Langjährige Freundschaften sind ein großer Schatz. Da ist jemand, der Sie noch aus „den guten alten Zeiten“ kennt und mit dem Sie viele Erinnerungen teilen. Mit Freunden hat man Höhen und Tiefen durchlebt. Dabei bedeutet Freundschaft nicht, dass der andere oder man selbst perfekt sein müsste. Verlässlichkeit, Ehrlichkeit und Offenheit sind wichtige Kriterien einer guten Freundschaft. Aber auch Fehler einzugestehen und sich zu entschuldigen, gehört dazu.

Freundschaften im Alter

Die Geschichte von der Sandkasten-Freundschaft, die ein Leben lang hält, klingt romantisch. Doch Umzüge und verschiedene Lebensentwürfe tragen dazu bei, dass Freundschaften in die Brüche gehen oder einfach einschlafen.

Wenn Menschen im Alter nicht mehr so mobil sind, wird auch der Freundeskreis kleiner. Und es fällt zunehmend schwerer, neue Freundschaften zu schließen.

Wer gehört also noch zu Ihrem Freundeskreis? Ein Vertrauensverhältnis haben Sie vielleicht auch

- mit der Person oder dem Paar, mit dem Sie oft gemeinsam in den Urlaub gefahren sind,
- mit einem ehemaligen Studienkameraden oder einer Arbeitskollegin,
- mit den Gartennachbarn,
- mit jemandem, der das gleiche Hobby hat, wie Sie selbst.

Wenn Sie sich einsam fühlen und merken, dass bei einer bestimmten Person die „Chemie stimmt“, dann sollten Sie mutig sein und den ersten Schritt wagen. Vielleicht hat der oder die andere nur darauf gewartet.

Soll ich meine Diagnose mitteilen?

Wie wird sich unsere Beziehung verändern, wenn der andere weiß, dass ich Demenz habe? Das fragen sich viele Menschen in Ihrer Situation.

Wenn Sie einen guten und häufigen Kontakt zu Ihren Freunden haben, werden sie diese Veränderungen längst bemerkt haben:

- Sie erzählen Dinge häufig mehrmals.
- Sie suchen ständig nach irgendetwas.
- Sie wirken in Gesprächen eher unbeteiligt.
- Sie sind vielleicht nicht mehr so lustig wie früher.

Trotzdem ist es wichtig, die Veränderungen Ihres Gedächtnisses offen anzusprechen. Ihr Gegenüber kann so manche Situation besser verstehen. Geben Sie Ihren Freunden Zeit, die Mitteilung zu verarbeiten. Sätze wie „Was? Du doch nicht!“ oder „Ja, was soll denn jetzt werden?“ können verletzend sein. In der Regel sind sie jedoch ein Ausdruck von Hilflosigkeit.

Berührungsängste nehmen

Da Sie selbst im Verarbeiten der Diagnose schon einen Schritt weiter sind, können Sie Ihren Freunden Berührungsängste nehmen. Sie können ihnen beispielsweise sagen,

- dass Sie ja immer noch die gleiche Person sind und dass Ihnen die Freundschaft sehr wichtig ist,
- dass Sie weiter ganz normal mit einbezogen werden möchten,

- dass Sie nicht die ganze Zeit von Ihrer Erkrankung reden möchten, sondern auch über ganz normale Dinge wie Tagesereignisse, Fußball oder die Enkelkinder,
- dass Sie gern die schönen gemeinsamen Erinnerungen pflegen möchten, weil Ihnen das besonders guttut.

Auch Freundschaften haben eine Pflegestufe

Regelmäßige Kontakte erhalten die Freundschaft. Überlegen Sie, wie oft sie Ihre Freunde sehen wollen und können. Gerade wenn die Mobilität eingeschränkt ist, können regelmäßige Telefonate eine gute Kontaktmöglichkeit sein. Am besten Sie vereinbaren eine Telefonzeit und tragen sich diese Termine in den Kalender ein. Es spricht auch nichts dagegen, sich ein paar Notizen zu machen, um an vorhergehende Gespräche anknüpfen zu können. Wenn Ihr Namengedächtnis nicht mehr so gut funktioniert, dann notieren Sie sich doch die Namen der Kinder und Enkel, um sich nach ihnen erkundigen zu können. Auch ein Brief – ob mit der Hand oder an Schreibmaschine oder PC geschrieben – ist heutzutage etwas Besonderes und zeigt Ihren Freunden: Du bedeutest mir viel!

Helga Rohra erzählt:
„Ich bin nachsichtig mit Bekannten, Freunden und Verwandten, wenn sie nicht wissen, wie sie mit mir umgehen sollen. Meine Diagnose stellt sie vor schwierige Situationen. Ich bitte meine Freunde und Bekannten mich nicht an meine Fehler, sondern an meine Stärken zu erinnern. Das gibt mir das Gefühl, so angenommen zu sein, wie ich bin."

Andere Menschen mit der Diagnose

Demenzerkrankte im Bekanntenkreis

Trifft man einen anderen Menschen mit dem gleichen Krankheitsbild stellt sich schnell ein solidarisches Gefühl ein. Mit welchen Problemen hat der oder die andere zu kämpfen? Welche Ideen hat sie, um Situationen im Alltag gut zu bewältigen?

Und auch Sie können Ihre Erfahrungen weitergeben. Wenn Sie merken, dass Ihnen diese Begegnungen guttun, dann treffen Sie sich doch regelmäßig – entweder mit ihren Partnern oder auch allein. Beides hat seine Vorteile.

Denken Sie daran, dass es verschiedene Demenzformen und Erkrankungsphasen gibt. Es kann passieren, dass Sie das Treffen mit einer Person im fortgeschrittenen Stadium eher ängstigt oder deprimiert. Überlegen Sie, ob und wie häufig Sie diese Person weiterhin treffen möchten. Sich selbst zu schützen ist nicht egoistisch, sondern normal!

Gesprächskreise für Menschen mit Demenz

„Früher dachte ich, ich bin der Einzige, dem es so geht", sagen Teilnehmer von Gesprächskreisen für Betroffene. Es tut gut, mit anderen Menschen zu sprechen, die in einer ähnlichen Situation leben. Die Frauen und Männer betrachten sich als Experten für ihre eigene Situation und sprechen über ihre Erfahrungen. Sie machen sich gegenseitig Mut. In der Regel nehmen an diesen Treffen nur Menschen mit Demenz teil, aber keine Angehörigen.

Meist handelt es sich um kleine Gruppen von vier bis acht Personen. Mit der Zeit entsteht ein Vertrauensverhältnis. Die Teilnehmer bestimmen die Themen mit, über die sie sprechen wollen. Manchmal ist ein kleiner Obolus für Speisen und Getränke zu zahlen. Einige Gruppen finanzieren sich über die Betreuungs-Leistungen der Pflegekasse.

Frau W. erzählt:
„Gleich beim ersten Mal habe ich gemerkt, das hat mir sehr gut gefallen. Besonders schön war, dass ich einmal mit anderen ehrlich über meinen Zustand sprechen konnte. Ich fühle mich in der Gruppe wohl und komme immer wieder."

Aktivangebote für Menschen mit Demenz

Aktivgruppen für Menschen mit Demenz richten sich entweder nur an die Betroffenen oder auch an Angehörige. Es gibt Wandergruppen, Kulturgruppen und Gruppen mit einem gemischten Angebot. Auch der ADFC (Allgemeiner Deutscher Fahrrad-Club) hat ein spezielles Angebot.

In allen Gruppen gibt es die Möglichkeit, zunächst einmal auf Probe an einem Treffen teilzunehmen.

Informationen darüber, welche Gruppen es gibt, erhalten Sie auf der Internetseite der Deutschen Alzheimer Gesellschaft e.V. www.deutsche-alzheimer.de und am Beratungstelefon der Deutschen Alzheimer Gesellschaft e.V. unter der Tel.-Nr.: 030 / 2 59 37 95 14.

10 Was für Alleinlebende wichtig ist

Etwa sieben Millionen ältere Menschen in Deutschland leben in Ein-Personen-Haushalten. Ein Teil von ihnen ist pflegebedürftig oder auf Hilfe angewiesen. Das ist kein Problem, wenn die Rahmenbedingungen stimmen. Die Wohnung kann altersgerecht umgestaltet werden. Aber auch soziale Faktoren tragen dazu bei, dass Menschen trotz Demenz in der vertrauten Umgebung wohnen bleiben können.

Tagesstruktur

Wer mit einem Partner zusammenlebt, hat es gut. Der gesunde Partner kann für den Demenzerkrankten mitdenken und mitorganisieren. Andererseits genießen Alleinlebende mehr Freiheiten.

Vorteile:

- Alleinlebende können den Tag so gestalten, wie sie möchten.
- Sie bestimmen selbst, was und wann sie essen möchten.
- Alleinlebende haben niemanden, der sie dauernd berichtigt.
- Sie müssen keine Rücksicht nehmen.

Nachteile:

- Alleinlebende müssen alle Entscheidungen allein treffen.
- Sie haben keinen Partner, der sie bei der Einhaltung des Tagesablaufes unterstützt.
- Sie haben niemanden, der sie an Termine erinnert.

- Sie haben niemanden, der sie berichtigt.
- Wer ganz allein ist, fühlt sich schnell überfordert.
- Alleinlebende können sich einsam fühlen.

Im Abschnitt „Die Tagesplanung am Morgen" in Kapitel 11 erhalten Sie Tipps zur Organisation des Alltags.

Gut vernetzt ist gut versorgt

Ein offener Umgang mit der Demenzerkrankung hilft dabei, länger im eigenen Haus oder der eigenen Wohnung bleiben zu können. Dafür muss der Betroffene zuerst akzeptieren, dass er Hilfe braucht.

Wenn die Nachbarn Bescheid wissen, können sie im Alltag ganz unkompliziert helfen, zum Beispiel wenn das Gartentor offen oder der Wohnungsschlüssel stecken geblieben ist. Sicher übernehmen sie auch kleine Gefälligkeiten.

Wer allein lebt, braucht eine vertraute Bezugsperson, die sich bei Bedarf um kleinere und größere Angelegenheiten kümmert. In vielen Fällen sind das die Kinder oder Verwandte, die in der Nähe wohnen. Doch nicht immer ist das der Fall. Dann muss eine andere Person diese Rolle übernehmen.

Manche Menschen sind sozial gut vernetzt. Sie haben viele Bekannte durch ihr langjähriges Mittun in Vereinen oder der Kirchgemeinde. Diese Personen können sich ihr Netzwerk mit Unterstützern meist selbst organisieren.

Ideale Unterstützer sind Menschen, die gerade selbst in den Ruhestand gegangen sind. Aber auch junge Menschen helfen gern. Auch wer keine solche Kontakte hat, kann in einem Pflegestützpunkt, in der Kirchgemeinde oder einem Mehrgenerationentreff fragen, ob es so eine Person gibt.

Eine gute Entscheidung ist es, einen Pflegedienst mit der Medikamentengabe zu beauftragen. Dafür benötigen Sie lediglich eine Verordnung Ihres Arztes.

Auch wenn Sie an vielen Tagen noch selbst zurechtkommen, ist die frühzeitige Einbindung eines Pflegedienstes hilfreich. Dann lernen die Mitarbeiter Sie in „guten Zeiten“ kennen und können Sie später besser unterstützen.

Für Sicherheit sorgen

Haben Sie bereits einen Schlüssel bei den Nachbarn hinterlegt? Das ist nicht nur hilfreich, wenn Sie sich einmal aus der Wohnung ausgesperrt haben. Auch dann, wenn Sie gestürzt oder schwer krank sind, kann Ihnen schneller geholfen werden.

Ein Hausnotrufknopf, den Sie am Handgelenk tragen, trägt dazu bei, dass im Ernstfall schnell Hilfe vor Ort ist.

In Kapitel 12 lesen Sie außerdem, was Sie in Ihrer Wohnung für die eigene Sicherheit tun können.

Grenzen des Alleinlebens

Jeder Mensch akzeptiert ein bestimmtes Maß an „Chaos“ im Alltag. Termine zu verpassen ist nicht schlimm. Dafür gibt es oft einen Ersatz. Auch nachlassende Ordnung oder übermäßig eingekaufte Lebensmittel sind kein Grund für einen Umzug ins Pflegeheim – es sei denn, Sie wollen es.

Sie müssen sich jedoch klar machen, dass es Faktoren gibt, bei denen das Alleinleben nicht mehr möglich ist:

- Sie gefährden sich und andere Menschen durch bestimmte Handlungen. Diese Fehlhandlungen lassen sich auch nicht durch Technikeinsatz vermeiden (z.B. Herdabschaltautomatik).
- Sie sind extrem ängstlich und unruhig.
- Sie fühlen sich überwiegend einsam. So einsam, dass es weh tut.
- Sie erkennen Ihre Wohnung nicht mehr wieder und suchen stattdessen nach Ihrem „richtigen Zuhause“.

Gemeinsam mit Ihnen hoffe ich, dass dieser Fall nie eintreten wird. Doch selbst wenn es so sein sollte, gibt es Orte, an denen Sie gut versorgt werden. In Kapitel 15 lesen Sie mehr darüber.

11 Wie Sie Ihren Alltag meistern

„Wo ist die Hoffnung?" lautete die Frage von Chris Roberts. Er hielt einen Vortrag zur Eröffnung des Europäischen Alzheimer-Kongresses in Berlin. Chris Roberts erhielt mit 50 Jahren die Diagnose Alzheimer. Und er hat die Hoffnung gefunden! Mit Hilfe seiner Frau hat er sich Stück für Stück seinen Alltag angesehen und überlegt, wie die Familie ihn dabei unterstützen kann, so normal wie möglich weiter zu leben.

In diesem Kapitel haben Sie die Möglichkeit, viele Ihrer Lebensbereiche anzusehen und zu überlegen, welche Unterstützung für Sie persönlich hilfreich ist.

Überlegen Sie auch für Bereiche, die im Moment noch gut funktionieren, in welcher Form eine Unterstützung für Sie passend wäre. Streichen Sie Ideen, die Ihnen besonders gut gefallen, farbig an. Oder verwenden Sie zur Markierung Post-it-Lesezeichen.

Haus- und Facharztbesuche

Zur richtigen Zeit am richtigen Ort

Arzthelferinnen haben die nette Angewohnheit, den nächsten Termin auf ein kleines Kärtchen zu schreiben. Auf dem Bestellkärtchen finden Sie auch den Namen, die Anschrift und die Telefonnummer Ihres Arztes. Ehe Sie das Kärtchen an einem festen Platz ablegen, übertragen Sie zuerst den Termin in Ihren Kalender. Überlegen Sie auch, wie Sie die Praxis erreichen können. Wenn Sie eine Begleitung benötigen, dann informieren Sie Ihren Begleiter rechtzeitig.

Wenn Sie allein leben, können Sie die Arzthelferin bitten, Sie am Vortag telefonisch an den Termin zu erinnern.

Die Vorbereitung auf das Arztgespräch

Ärzte arbeiten heutzutage unter einem hohen Zeitdruck. Mit einer guten Vorbereitung können Sie selbst dazu beitragen, dass der Besuch zum Erfolg für Sie wird.

Bei Ihrem Besuch wird der Arzt sich nach Ihrer Gesundheit erkundigen. Vielen Menschen fällt in diesem Moment gar nicht alles ein, was sie sagen wollten. Daher ist es ratsam, sich schriftlich auf das Gespräch vorzubereiten. Nehmen Sie zu Hause ein weißes Blatt oder eine Karteikarte und notieren Sie:

- Welche Beschwerden machen Ihnen zu schaffen?
- Wie oft tritt das Problem auf?
- Tritt es zu einer bestimmten Tageszeit auf?
- Haben Sie durch ein neues Medikament Veränderungen bemerkt?
- Wünschen Sie sich eine bestimmte Therapie, z.B. Ergotherapie?
- Schaffen Sie es, Ihre Medikamente zuverlässig einzunehmen? Der Arzt kann anordnen, dass ein Sozialdienst Sie bei der Einnahme unterstützt.

Bitten Sie Ihren Arzt darum, Ihnen wichtige Informationen aufzuschreiben und lassen Sie sich Befunde mitgeben.

Die richtige Kleidung

Für einige Untersuchungen ist es notwendig, dass Sie sich ausziehen. Achten Sie daher auf bequeme Kleidung. Hemden oder Blusen mit vielen Knöpfen sind eher hinderlich. Zu enge oder zu viele Kleidungsstücke setzen Sie unter Stress.

Auch mit einem Pullover, einer Hose mit Gummizug und Schuhen mit Klettverschluss ist man heutzutage gut angezogen.

Arztbesuche mit einer Begleitperson

Viele Menschen fühlen sich sicherer, wenn sie beim Arztbesuch begleitet werden. Vier Ohren hören mehr als zwei. Der Arzt und die Praxismitarbeiter sollten trotzdem in erster Linie mit Ihnen sprechen. Besprechen Sie mit Ihrer Begleitperson, welche Unterstützung Sie wünschen.

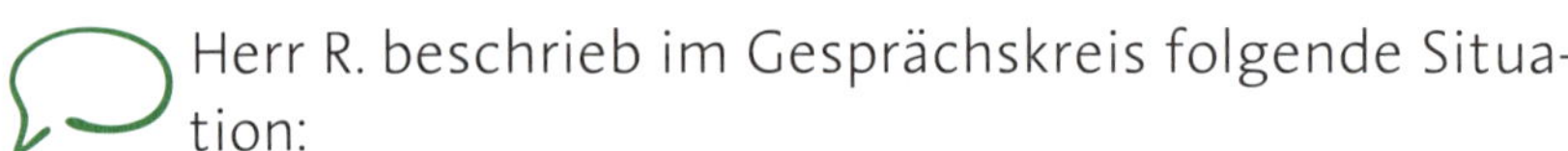

Herr R. beschrieb im Gesprächskreis folgende Situation:

„Ich möchte gern wissen, ob ich mit meiner Erkrankung (Alzheimer-Demenz) noch über mich selbst bestimmen darf. Mein Arzt und meine Frau sind sich einig, dass ich eine Augen-Operation machen lassen muss. Aber ich habe Angst davor."

In der Gruppe wurde das Thema diskutiert. Ein Vorschlag lautete, den Arzt zu fragen: „Würden Sie diese OP auch Ihrem Vater empfehlen?" Eine Teilnehmerin konnte von einer ähnlichen OP berichten, die gut verlaufen war. Dieses Gespräch hat Herrn R. ermutigt, die OP ebenfalls durchführen zu lassen.

Unterlagen gut organisieren

Nach dem Arztbesuch nehmen Sie Ihren Ordner zum Thema Gesundheit. Dort verwahren Sie die Informationen, die Sie erhalten haben. Am besten organisieren Sie die Unterlagen nach Ärzten. So können Sie Entwicklungen leichter nachvollziehen, als wenn Sie alle Informationen nur jahresweise ablegen.

Ein Helfer kann Sie dabei unterstützen, unwichtige Informationen auszusortieren. So bleibt alles übersichtlich.

Arztberichte sind oft schwer verständlich. Doch als Patient möchte man verstehen, worum es geht. Auf der Internetseite **www.washabich.de** übersetzen Medizinstudenten Ihren Befund kostenlos in leicht verständliche Sprache.

Persönliche Papiere

Ihre persönlichen Papiere sollten in Ordnung sein. Damit stellen Sie sicher, dass in Notsituationen schnell gehandelt werden kann.

Im Verlauf der Demenz-Erkrankung fällt es erfahrungsgemäß zunehmend schwerer, Dinge in die richtige Ordnung zu bringen. Wichtiges und Unwichtiges kann nicht mehr so gut unterschieden werden.

Vielleicht wird eines Tages die Person Ihres Vertrauens an dieser Stelle Verantwortung übernehmen müssen. Es ist wichtig, dass alles gut sortiert und schnell auffindbar ist. Eine gute Idee ist es, diese Angelegenheiten schon jetzt mit den Angehörigen zu besprechen und falls notwendig, gemeinsam zu ordnen.

Ein Platz für alles

Sie wissen bereits, dass Sie sich am besten orientieren können, wenn alles gut strukturiert ist. Wichtige Dokumente und Unterlagen sollten Sie an einem festen Platz verwahren. Je nach persönlicher Situation und Umfang der Unterlagen kann das ein DIN-A4-Ordner oder auch ein Aktenschrank sein.

Folgende Unterlagen sollten gut auffindbar sein:

Ausweise
- Personalausweis
- falls vorhanden: Reisepass

Urkunden
- Geburtsurkunde
- Heiratsurkunde
- ggf. Scheidungsurteil
- falls vorhanden: Testament

Rente
- Rentenbescheide
- Bescheide über Zusatzrenten

Finanzen
- Kontoauszüge für Girokonten
- Sparbücher oder Kontoauszüge für Sparkonten
- Unterlagen zum Bausparvertrag
- Unterlagen für Geldanlagen und Aktiendepots
- ggf. Schließfach-Nummern
- Unterlagen für Kredite

Wohnen und Wohneigentum

- ggf. Grundbuchauszug
- ggf. Kaufvertrag oder Vertrag über Kauf der Genossenschaftsanteile
- Mietvertrag

Versicherungen

- Krankenversicherung
- Lebensversicherung
- Unfallversicherung
- Haftpflichtversicherung
- Hausratversicherung
- Kfz-Versicherung
- Sterbegeldversicherung
- ggf. weitere Versicherungen

Finanzamt

- Jahres-Steuerbescheide

Gesundheit

- Versichertenkarte
- ggf. Schwerbehindertenausweis
- Impf-Pass
- ggf. Allergie-Pass
- Medikamentenplan
- Arztberichte

Mobilität

- Führerschein
- ggf. Kaufvertrag Auto
- ggf. Bahncard

Mitgliedschaften und Abonnements
- Beitrittserklärungen (Vereine)
- Zeitschriftenabonnements
- Sonstige Abonnements (z.B. Münzen)

Kirche
- Taufschein
- Eheurkunde

Vollmachten
- Vorsorgevollmacht
- Bankvollmacht
- Patientenverfügung

Hilfreich ist auch eine Liste wichtiger privater Adressen, die man schnell zur Hand haben möchte:

- Verwandtschaft
- Freunde
- Hausarzt
- Pflegedienst

Schreiben Sie sich auch Internet-Adressen und Zugangsdaten auf:

- Soziale Medien
- Homepages

Je nachdem, wie viele Dokumente Sie haben, benötigen Sie eventuell für das Thema Gesundheit oder Finanzen einen Extra-Ordner. Probieren Sie aus, was für Sie passt.

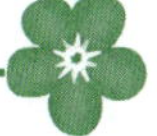

Im Buchhandel kann man unter dem Stichwort „Vorsorgebuch“ oder „Notfall-Mappe“ praktische Vorlagen erwerben. Vergleichen Sie in Ruhe, welcher Artikel Ihre Bedürfnisse erfüllt.

Kopien für wichtige Dokumente

Sie möchten, dass nichts verloren geht. Fertigen Sie Kopien an für wichtige Dokumente, die Sie dem Ordner entnehmen. Im Alltag reicht es oft aus, wenn Sie eine Kopie mitnehmen. Das gilt sogar für den Personalausweis.

Unwichtige Dinge entsorgen

Den Überblick behalten Sie am besten, wenn Sie überflüssige und veraltete Dinge entsorgen. Damit nichts Wichtiges verloren geht, sollten Sie einen Helfer dabei um Unterstützung bitten. Dokumente, die entsorgt werden, sollten zu Ihrer Sicherheit im Aktenvernichter zerstört werden.

Frau E. beschließt:
„Früher habe ich mich um alle behördlichen Angelegenheiten gekümmert. Nun werde ich das abgeben. Mein Mann muss jetzt verstehen, dass ich das nicht mehr bewältige“.

Gesetzlicher Betreuer als Sachwalter

Wenn Sie Probleme beim Ordnen Ihrer persönlichen Dinge haben und es keine Vertrauensperson gibt, die Sie unterstützt, können Sie beim Betreuungsgericht einen rechtlichen

Betreuer für den Aufgabenkreis „Rechts-, Antrags- und Behördenangelegenheiten“ beantragen. In Kapitel 16 erhalten Sie Informationen zur Vorsorgevollmacht und zur gesetzlichen Betreuung.

Umgang mit Geld

„Über Geld spricht man nicht“ sagt der Volksmund. Lassen Sie es uns an dieser Stelle trotzdem tun. Denn die Fähigkeiten, zu rechnen und mit Geld umzugehen, gehen in der Demenz-Krankheit verloren. Wie können Sie sich dennoch vor Verlusten schützen und Ihre Selbständigkeit weitestgehend bewahren?

Bargeld

Münzen und Geldscheine sind die einfachste Art, an der Kasse zu bezahlen. Haben Sie schon einmal andere Menschen dabei beobachtet?

Da gibt es die alte Dame, die der Verkäuferin, freigiebig ihre Geldbörse reicht, weil sie schlecht sieht. Und den älteren Herren, der immer mit einem großen Schein bezahlt und offensichtlich seine gesamte Rente in der Brieftasche mit sich herumträgt.

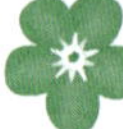

Um sich nicht zu bloßzustellen und nicht Opfer von Ganoven zu werden, empfiehlt sich folgende Vorgehensweise:

- Erstellen Sie sich eine Liste mit den üblichen Besorgungen und den dafür benötigten Beträgen plus einer kleinen Zulage zur Sicherheit. Zum Beispiel:
  - Bäcker 5,00 Euro

  - Supermarkt 30,00 Euro
  - Friseur 50,00 Euro
- Nehmen Sie nur den benötigten Betrag mit.
- Geben Sie Ihrer Geldbörse einen sicheren Platz in Ihrer Tasche, den Sie gut erreichen können.

Auch zu Hause sollte Ihre Geldbörse einen festen Platz haben. Für das restliche Bargeld ist eine Kassette praktisch. So ist alles immer am gleichen Ort.

Bezahlen mit EC-Karte

Wer mit Karte zahlt, muss dafür oft seine vierstellige PIN-Nummer eintippen. In einer stressigen Situation kann es schwierig sein, sich an die Zahlenfolge zu erinnern. Auf keinen Fall sollten Sie die Nummer auf der Karte oder auf einem Zettel in der Geldbörse notieren. Ein Dieb kann sonst sehr schnell über Ihr gesamtes Guthaben verfügen.

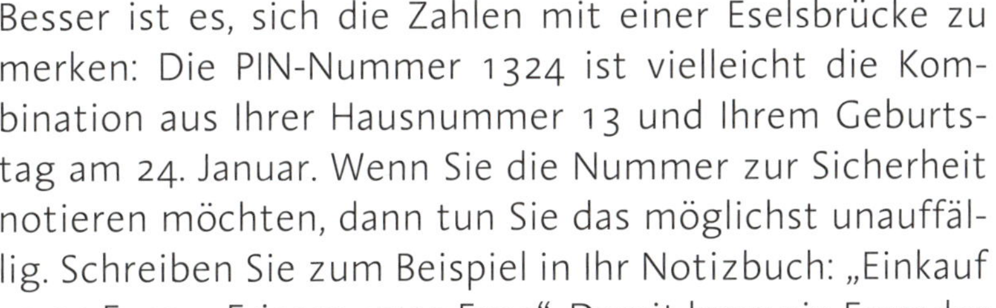

Besser ist es, sich die Zahlen mit einer Eselsbrücke zu merken: Die PIN-Nummer 1324 ist vielleicht die Kombination aus Ihrer Hausnummer 13 und Ihrem Geburtstag am 24. Januar. Wenn Sie die Nummer zur Sicherheit notieren möchten, dann tun Sie das möglichst unauffällig. Schreiben Sie zum Beispiel in Ihr Notizbuch: „Einkauf 13,24 Euro – Friseur 45,50 Euro“. Damit kann ein Fremder nichts anfangen. Aber Sie wissen Bescheid.

Wer oft mit EC-Karte bezahlt, muss sicherstellen, dass er den Überblick auf seinem Konto behält.

Bank

Ihr Bankkonto ist die Grundlage zur Absicherung Ihres Lebens zu Hause. Per Lastschrift oder Dauerauftrag zahlen Sie Miete, Energie, Telefon und andere wichtige regelmäßige Ausgaben. Dafür muss immer genügend Geld auf dem Konto zur Verfügung stehen.

Falls es Ihnen passiert, dass Sie den Überblick verlieren oder zu viel Geld von der Bank holen, sollten Sie gemeinsam mit Ihrer Vertrauensperson und dem Bankberater nach einer Lösung suchen.

Vollmachten

Die Person, der Sie am meisten vertrauen, sollte eine Bankvollmacht erhalten. Dazu gehen Sie gemeinsam zu Ihrem Bankberater. Bitten Sie die Person, regelmäßig zu prüfen, wie gut Sie allein zurechtkommen oder ob Sie Unterstützung brauchen.

Auch wenn Sie eine Bankvollmacht erteilt haben, dürfen Sie weiterhin selbst Geldgeschäfte tätigen.

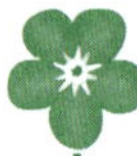

Behalten Sie Ihre guten Geld-Gewohnheiten bei:

- Heben Sie regelmäßig die gleiche Summe ab, die Sie im Alltag benötigen.
- Tragen Sie größere Ausgaben ein, um den Überblick zu behalten.
- Überprüfen Sie einmal monatlich Ihre Einnahmen und Ausgaben.
- Bitten Sie rechtzeitig um Hilfe.

Uhren, Kalender und Notizbuch

Verpasste Termine und vergessene Absprachen sind für alle Beteiligten ärgerlich. Der richtige Umgang mit Uhr, Kalender und Merkhilfen kann zu mehr Sicherheit beitragen.

Passt Ihre Uhr zu Ihnen?

Was für eine Frage! Doch die schönste Uhr nutzt nichts, wenn man die Zeit nicht auf einen Blick richtig ablesen kann.

Gehen Sie doch gleich einmal durch Ihre Wohnung. Wo stehen und hängen überall Uhren? Vom Regulator im Wohnzimmer über den Wecker im Schlafzimmer und die Küchenuhr bis hin zur Zeitanzeige des Thermometers im Badezimmer haben Sie sicher so einige Zeitmesser in der Wohnung.

- Zeigen diese Uhren alle die gleiche Zeit an?
- Ist die Uhrzeit überall bequem ablesbar?
- Sind Stunden- und Minutenzeiger deutlich unterscheidbar?
- Hat das Zifferblatt die Zahlen von 1 bis 12 oder besteht die Einteilung nur aus kleinen Pünktchen?
- Können Sie die Ziffern einer Uhr mit digitaler Anzeige gut erkennen?
- Und was passiert am Nachmittag? Zeigt die Uhr dann 13:00 Uhr an oder stattdessen 01:00 Uhr?

Es gibt auch „sprechende“ Uhren, die auf einen Knopfdruck die Zeit ansagen können. Und es gibt Uhren, die Ihnen zusätzlich den Wochentag anzeigen. Auch das können nützliche Funktionen sein.

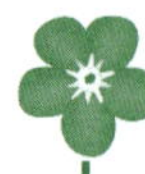

Uhren, die Sie aufgrund der Ablesbarkeit oder des ungewohnten Anzeigemodus verwirren, sollten Sie entfernen.

Gut orientiert mit dem richtigen Kalender

Nur wenige Menschen können sich ihre Termine ohne Hilfsmittel merken. Alle anderen benutzen einen Kalender. Wenn Sie mehrere Kalender für Ihre Termine nutzen, zum Beispiel einen Taschenkalender und einen Wandkalender, müssen Sie sicher gehen, dass beide Kalender aktuell sind.

Der Taschenkalender ist in der Regel ein Tages- oder Wochenkalender. Schauen Sie einmal folgende Aspekte an:

- Lässt sich das Datum und der Wochentag sehr gut ablesen?
- Finden Sie auf Anhieb den richtigen Tag (zum Beispiel durch ein Lesebändchen)?
- Haben Sie genügend Platz für Ihre Eintragungen, sodass alles übersichtlich bleibt?
- Haben Sie vorn auf der ersten Seite Ihre Telefonnummer notiert? So können Sie Ihren Kalender bei Verlust schnell zurückbekommen.

Nutzen Sie einen Wochenkalender? Dann achten Sie beim Kauf darauf, dass die Wochenansicht in jedem Jahr gleich ist. Sonst ist der Donnerstag einmal auf der linken Seite, und im nächsten Jahr rechts. Das stört Ihre Gewohnheiten und erzeugt unnötige Irritationen!

Die Tagesplanung am Morgen

Nach dem Frühstück ist die richtige Zeit, um sich seinen Tagesplan anzusehen. Machen Sie daraus eine Gewohnheit.

- Haben Sie heute einen Termin?
- Müssen Sie Zeiten für den Weg einplanen?
- Wann möchten Sie aus dem Haus gehen?
- Dann werfen Sie gleich noch einen Blick auf den morgigen Tag.
- Müssen Sie heute etwas für morgen vorbereiten?
- Können Sie morgen Ihre normale Morgenroutine beibehalten oder gibt es etwa schon einen sehr zeitigen Termin?

Termine vereinbaren und eintragen

Wenn Sie einen neuen Termin vereinbaren, schauen Sie am besten gleich in Ihren Kalender, ob der Zeitpunkt auch wirklich passt.

Sorgen Sie gut für sich und vermeiden Sie im Vorfeld stressige Situationen. Auch der so begehrte Facharzt wird Ihnen einen zweiten Termin anbieten können, wenn am vorgeschlagenen Tag bereits ein Termin im Kalender steht. Besser Sie trauen sich sofort, nach einem anderen Termin zu fragen, als dass Sie in Stress geraten oder den Zeitpunkt verpassen!

Wenn es für Sie schwierig wird, sich im Kalender zu orientieren, dann bitten Sie Ihren Gesprächspartner, Sie telefonisch an den Termin zu erinnern. In vielen Arztpraxen gehört das inzwischen zum Service. Und auch im Freundeskreis wird man verständnisvoll sein.

BEISPIEL

Im Planer von Herrn B. ist für jeden Tag eine DIN A5-Seite vorgesehen. Da seine Schrift aufgrund einer Parkinson-Erkrankung schwer lesbar ist, bittet er Besucher, den Termin des nächsten Besuches selbst einzutragen. Um zeitlich gut orientiert zu sein, lässt er auch eintragen, was am jeweiligen Tag unternommen oder besprochen wurde.

Notizen

Was man sich notiert hat, möchte man auch wiederfinden. Eine Telefon-Nummer, die schnell an den Rand einer Zeitschrift gekritzelt wurde, gerät in Vergessenheit. Oder Sie wissen am Ende gar nicht mehr, zu wem diese Nummer gehört. Und wo hatten Sie sich den Namen des Optikers notiert, den Ihre Nachbarin empfohlen hatte? Die Lösung ist ein kleines Notizbuch, dass Sie bequem in der Handtasche oder Ihrer Jacke mitnehmen können. Dort tragen Sie unterwegs alles ein, was Sie nicht vergessen möchten. Am Abend übertragen Sie die neuen Einträge in Ruhe in Ihren Kalender.

Namen merken

Namen erinnert man oft nicht in dem Augenblick, in dem man sie braucht. Sogenannte Eselsbrücken nützen Menschen mit Demenz wenig. Nutzen Sie zum Merken nun Ihr Notizbuch. Reservieren Sie am besten die letzten Seiten des Büchleins als Namensgedächtnis. So können Sie die Liste immer wieder ergänzen, ohne dass die Namen zwischen Ihren übrigen Notizen untergehen. Immer wenn Sie ein neues Notizbuch beginnen, übertragen Sie zuerst die Namensliste. Machen Sie sich Überschriften, zum Beispiel:

- Nachbarn im Haus
- Weitere Kontaktpersonen aus der Nachbarschaft
- Ärzte
- Friseur, Fußpflegerin, Optiker usw.
- Ehemalige Kollegen

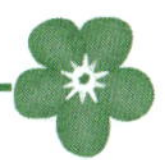

Manche Menschen reagieren verletzt, wenn man ihren Namen vergisst. Bitten Sie um Verständnis. Das bedeutet nicht, dass Sie die Person nicht mögen. Es bedeutet lediglich, dass Ihr Gehirn Sie manchmal im Stich lässt.

Helga Rohra rät:
„Ich habe einen großen Terminkalender, dort trage ich Termine ein und mache mir Notizen über Gespräche. Bei sehr wichtigen Gesprächen schreibe ich alles mit, so kann hinterher keiner zu mir sagen: ‚Du irrst Dich!'"

Telefon und moderne Medien

Senioren-Telefon

Was funktionieren soll, muss einfach sein. So lautet eine alte Regel, die im Bereich Technik ganz besonders zutrifft. Ein Senioren-Telefon soll Ihnen die Handhabung erleichtern. Es zeichnet sich aus durch:

- gute Erkennbarkeit der Funktionen
- die Möglichkeit, die Lautstärke anzupassen
- einfache Menüführung

Zusätzlich sind folgende Funktionen sinnvoll:

- Kurzwahltasten für die wichtigsten Kontakte
- Notfalltaste mit Rufweiterleitung

Auf den Kurzwahltasten können die Kontakte hinterlegt werden, die Sie am häufigsten anrufen. Bei einigen Modellen können der Name oder ein Foto der Person ergänzt werden.

Die Notruffunktion muss eingestellt werden. Überlegen Sie, welche Personen in einem Notfall angerufen werden könnten. Legen Sie dann die Reihenfolge fest und sprechen Sie eine Ansage auf.

BEISPIEL

Frau Maier hat sich für folgende Lösung entschieden:

- Drückt sie in einem Notfall auf diesen Knopf am Telefon, so wird zuerst die Rufnummer der Tochter gewählt.
- Nimmt die Tochter nicht ab, wählt das Telefon selbständig die Nummer der Nachbarin.
- Ist diese ebenfalls nicht erreichbar, wird der Pflegedienst angerufen.
- Da es Notsituationen geben kann, in denen man nicht mehr sprechen kann, hat Frau Maier bereits die Ansage aufgesprochen: „Das ist ein Notruf von Karla Maier. Ich brauche Hilfe". So kann sie schnell Hilfe erhalten.

In der Tabelle 5 können Sie Ihre wichtigen Telefon-Nummern eintragen. Sie können die Liste kopieren und am Telefon aufbewahren.

Tabelle 5: Diese Telefon-Nummern kann ich im Notfall anrufen

Name	Telefon-Nummer	ggf. Bemerkung
Nummer bei medizinischen Notfällen	112	Nur bei Lebensgefahr
Ärztlicher Bereitschaftsdienst	116 117	24 Stunden erreichbar
Hausarzt/Hausärztin		
Pflegedienst		

Mobiltelefon/Smartphone

Immer mehr Senioren besitzen ein internetfähiges Mobiltelefon. Gehören Sie dazu? Auch hier gibt es Modelle für ältere Menschen. Wichtig ist eine übersichtliche Menüführung. Nur die Funktionen, die Sie wirklich nutzen, sollten auf dem Startbildschirm zu sehen sein.

Beim Kauf sind die Geräte mit einer Vielzahl von Funktionen ausgestattet, von denen nur wenige benötigt werden. Muss man immer wieder nach dem richtigen Programm-Icon suchen, verliert man schnell den Überblick und die Lust. Sinnvoll ist eine aufgeräumte Oberfläche. Nehmen Sie sich viel Zeit für die Einrichtung der benötigten Funktionen. Oder bitten Sie einen jungen Menschen, Ihnen zu helfen.

Hilfreich ist die GPS-Funktion des Gerätes. Damit kann eine Kontaktperson erkennen, wo Sie gerade sind. So müssen Sie auch bei schlechtem Orientierungsvermögen nicht auf Ihre Spaziergänge verzichten.

Das Aufladen des Akkus sollte zu Ihren festen Gewohnheiten gehören.

Kleine Begriffserklärung:
Viele Begriffe im Internet kommen aus dem Englischen oder sind Fantasie-Wörter.

Android oder iOS – zwei verschiedene Betriebsprogramme für mobile Geräte
APP – Anwendung, Programm
Download – etwas, zum Beispiel ein Foto, aus dem Internet auf das Gerät herunterladen
Googeln – umgangssprachlich für die Suche mit einer Internet-Suchmaschine
Icon – kleines viereckiges oder rundes Zeichen, mit dem Sie das Programm starten können
Menü – Übersicht, um auf weitere Seiten zu gelangen. Manchmal verbirgt sich das Menü hinter drei waagerechten Balken am rechten oder linken oberen Rand.
Update – Verbesserte Version des Betriebsprogramms oder einer Anwendung (APP)

Frau G. erzählt:
„Mein Enkel hat mir das Telefon eingerichtet. Wenn ich es anschalte, sehe ich vier große Zeichen. Da wo das Telefon drauf ist, kann ich telefonieren. Mit dem anderen Zeichen, da bekomme ich Nachrichten von der ganzen Familie. Am besten gefällt mir, dass ich hier die ganzen Fotos ansehen kann."

Tablet und iPad

Ein Tablet oder iPad sind viel einfacher zu bedienen als ein Computer. Das liegt an den benutzerfreundlichen Systemen. Die Hinweise aus dem Abschnitt Mobiltelefon gelten auch hier.

Für Menschen mit Demenz gibt es besondere einfache Geräte oder Programme. Teilweise ist es möglich, das Gerät aus der Ferne zu bedienen. Wenn Sie beispielsweise den Kalender mit Erinnerungsfunktion nutzen, kann eine andere Person Ihre Termine so eintragen, dass Sie rechtzeitig erinnert werden.

Auch wenn diese Geräte heute sehr viel können: Weniger ist mehr. Konzentrieren Sie sich auf einige wenige Anwendungen (APPs). Wenn es jemanden gibt, der Sie bei der technischen Einrichtung unterstützt, dann bitten Sie ihn um folgendes:

- Alle Funktionen, die Sie nutzen, sollen auf dem Startbildschirm sichtbar sein.
- Icons sollen immer an der gleichen Stelle sein.
- Falls es nicht unbedingt notwendig ist, wechseln Sie nicht die App für eine bestimmte Anwendung, zum Beispiel den Kalender. Eine neue App bedeutet immer wieder ein neues Icon und eine neue Seitenansicht, die Sie sich einprägen müssen.

Gedächtnisspiele auf dem Tablet machen Spaß und stärken gleichzeitig Ihre Merkfähigkeit. Probieren Sie doch einmal die kostenlose, werbefreie App der Alzheimer Gesellschaft Niedersachsen aus. Sie wurde speziell für Menschen mit beginnender Demenz entwickelt.
Die App **„Auguste“** funktioniert sowohl auf iOS als auch auf Android-Geräten.

Sicher im Internet

Sie können mit einem Smartphone oder Tablet ins Internet gehen oder mit einem normalen Computer oder Laptop. In jedem Falle bewegen Sie sich damit in einem weltweiten Netzwerk, dass viele Möglichkeiten bietet. Aber es gibt auch Risiken, vor denen man sich schützen sollte.

E-Mail

E-Mail-Postfächer sind die modernen Briefkästen. Dafür muss das Gerät mit dem Internet verbunden sein. Mit einer E-Mail-Adresse können Sie mit anderen Familienmitgliedern in Kontakt bleiben und schnell Informationen und Bilder austauschen. Es funktioniert selbst dann, wenn die Enkel gerade in Australien sein sollten.

Herr N. erzählt:
„Meine Tochter hat mir mein Programm so eingestellt, dass ich meine Antwort in dunkelblau und in größerer Schrift schreibe. Damit orientiere ich mich in längeren Schriftwechseln.“

Auch wenn Sie im Internet etwas einkaufen möchten oder eine Fahrkarte online buchen möchten, benötigen Sie eine E-Mail-Adresse.

Doch schnell füllt sich das elektronische Postfach auch mit unerwünschten Nachrichten. Newsletter können Sie abbestellen. Dafür gibt es am Ende der Nachricht einen kleinen, meist sehr unscheinbaren Link. Oft müssen Sie dafür auf das Wort „Abbestellen" oder „Unsubscribe" klicken.

Viele Internet-Nutzer erhalten sogenannte Spam-Mails. Das ist Datenmüll, der entweder lästig oder gefährlich sein kann. Diese Mails kommen von einem Absender, den Sie in der Regel nicht kennen. Sie enthalten Werbung für Dinge, die Sie gar nicht brauchen. Diese Mails können aber auch durch einen Link oder eine mitgeschickte Datei Schaden auf Ihrem Computer anrichten. Am besten, Sie löschen diese Mails sofort. Dann sind Sie vor bösen Überraschungen sicher.

Soziale Netzwerke

Auch soziale Netzwerke sind eine gute Art mit anderen Menschen in Kontakt zu sein. Bekannte soziale Netzwerke sind:

- Facebook
- Instagram
- Twitter

Diese Netzwerke haben Ihren Sitz außerhalb Deutschlands. Daher entspricht der Datenschutz nicht unseren strengen Bestimmungen. Überlegen Sie, welche privaten Informationen Sie von sich preisgeben. Schreiben Sie zum Beispiel nicht, wann Sie in den Urlaub fahren und nicht zu Hause sind. Im schlimmsten Falle könnten Einbrecher diese Information erhalten.

Facebook ist das in Deutschland bekannteste Netzwerk. Mehr als 30 Millionen Deutsche nutzen es. Wenn Sie auch einen Account haben, dann prüfen Sie einmal Ihre Sicherheitseinstellungen. Wer kann Ihre Nachrichten sehen? Nur Ihre Freunde – oder die ganze Welt?

Informationen suchen im Internet

Am bekanntesten ist die Suchmaschine Google. Inzwischen gehört das davon abgeleitete Wort „googeln" zum Wortschatz vieler Menschen. Andere bekannte Suchmaschinen sind Ecosia und DuckDuckgo. Unternehmen können eigene Anzeigen in den Suchmaschinen aufgeben. Diese sehen dann wie ein normales Suchergebnis aus, werden aber an oberster Stelle angezeigt. Wenn Sie zum Beispiel einen Handwerker brauchen und das Wort „Klempner" in das Suchfeld eingeben, erhalten Sie möglicherweise zuerst Hinweise auf teure, überregional tätige Unternehmen. Auch hier ist es sinnvoll, den Wohnort im Suchfeld mit einzutragen.

Wegbeschreibungen und virtuelle Reisen

Google liefert mit Google-Maps auch den bekanntesten Routenplaner im Internet. Damit können Sie sich anzeigen lassen,

- wo sich ein bestimmter Ort befindet,
- wie weit es von A nach B ist,
- wie viel Zeit man für eine bestimmte Strecke mit dem Auto, zu Fuß oder mit öffentlichen Verkehrsmitteln benötigt.

Mit einem Smartphone kann man sich den Weg zu einem bestimmten Ort – oder wieder nach Hause – grafisch darstellen und auch ansagen lassen.

Google hat eine weitere interessante Funktion:

- Google-Streetview: Ziehen Sie das kleine orange Männchen vom Seitenrand zu einem gewünschten Punkt. In vielen Fällen können Sie dadurch Ansichten des Ortes sehen.

Probieren Sie doch gleich einmal aus, ob Google eine Ansicht von Ihrem Haus veröffentlicht hat. Hausbesitzer können dieser Veröffentlichung widersprechen. Dann ist der entsprechende Bildausschnitt unkenntlich.

Einkaufen im Internet

Einkaufen im Internet ist bequem. Man kann in Ruhe Artikel und Preise vergleichen und die Bewertungen anderer Käufer lesen. Hat man sich für ein Produkt entschieden und den Kauf getätigt, bekommt man alles direkt nach Hause geliefert. Für Menschen in ländlichen Regionen ist das sehr praktisch. Eine gesunde Portion Misstrauen ist dennoch angebracht.

- Kaufen Sie nur auf Plattformen, denen Sie vertrauen.
- Beschränken Sie sich auf wenige Händler bei denen Sie kaufen, um nicht auf unzähligen Seiten Ihre Daten anzugeben.
- Vermeiden Sie eine Überweisung vorab und die Angabe Ihrer Kreditkarten-Daten.
- Am besten ist es, wenn Sie auf Rechnung kaufen können. Dann können Sie erst die Ware prüfen, ehe Sie bezahlen.

- Wenn Sie etwas mit Lastschrift bezahlt haben und nicht zufrieden sind, können Sie Ihr Geld über die Bank zurückfordern.
- PayPal ist eine bekannte Bezahlmethode, bei der Sie zwar sofort bezahlen, aber im Streitfall Ihr Geld zurückbekommen können.

Die großen Online-Händler, bei denen man vom Bleistift über Bücher bis hin zu Hauhaltgroßgeräten alles kaufen kann, sind eine starke Konkurrenz für die regionale Wirtschaft. Wer das Kaufhaus, den Buchladen oder den Supermarkt um die Ecke nicht missen möchte, sollte das bedenken. Sie wissen ja, wie wichtig soziale Kontakte im realen Leben sind.

Videos

Jeder Mensch, der über die entsprechende Technik verfügt, kann heutzutage Videos im Internet veröffentlichen. Es gibt interessante Dokumentationen, die sehr gut gemacht sind, niedliche Tierfilmchen, Musikvideos und lustige Sketche. Mit dem Ansehen kann man viel Zeit verbringen.

Hilfreiche Videos gibt es für alle möglichen Situationen des Alltags: Wie kocht man ein bestimmtes Gericht? Was kann man tun, wenn der Abfluss verstopft ist? Oder wie kann ich ein E-Mail mit einem Foto verschicken? Geben Sie Ihre Frage in die Suchmaschine ein und klicken Sie dann in der Menüleiste auf das Wort Video. So kommen Sie zu den Ergebnissen.

Möchten Sie der Video-Anleitung folgen, schauen Sie sich zunächst alles in Ruhe an. Bei der Umsetzung lassen Sie das Video mitlaufen und halten es nach jedem Arbeitsschritt an.

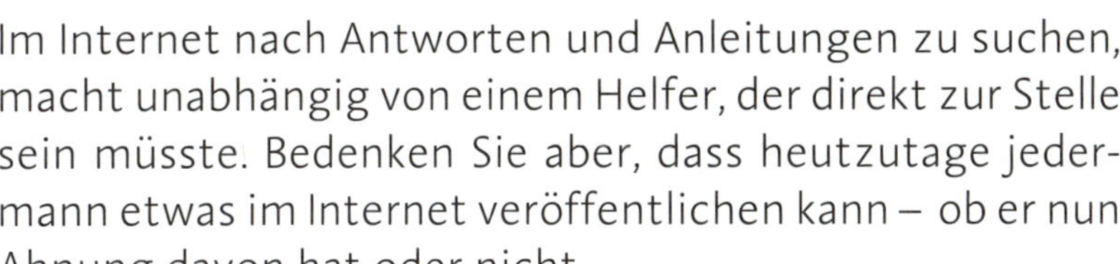

Im Internet nach Antworten und Anleitungen zu suchen, macht unabhängig von einem Helfer, der direkt zur Stelle sein müsste. Bedenken Sie aber, dass heutzutage jedermann etwas im Internet veröffentlichen kann – ob er nun Ahnung davon hat oder nicht.
Glauben Sie nicht alles, was Sie sehen und lesen. Im Zweifelsfalle sprechen Sie mit einer Person Ihres Vertrauens darüber.

Ordnung im Haushalt

Gerade bei alleinlebenden Menschen dient die Tatsache, wie gut sie ihren eigenen Haushalt im Griff haben, als Gradmesser ob sie weiter in den eigenen vier Wänden leben können oder in ein Pflegeheim müssen.

Was funktionieren soll, muss einfach sein. Lassen Sie uns also die Ärmel hochkrempeln und sehen, ob Sie optimal eingerichtet sind.

Dinge wiederfinden

Dass Menschen mit Demenz häufig am Suchen sind, hat nichts damit zu tun, ob sie ordentliche Menschen sind oder nicht.

Krankheitsbedingt verändert sich das Sehen – Dinge, die ordentlich und für andere gut sichtbar an ihrem Platz stehen, werden zeitweise einfach nicht wahrgenommen. Hier spielt Ihnen das Gehirn einen Streich, obwohl Ihre Augen in Ordnung sind. In diesen Situationen hilft es am besten, Ruhe zu bewahren. Anstatt hektisch überall zu suchen und damit im schlimmsten Fall richtig Unordnung zu verursachen, sehen Sie später noch einmal nach.

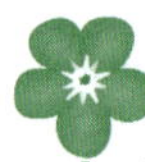

Was Sie im Kapitel 12 zum Thema Licht und Farbe lesen, kann auch hier hilfreich sein. Wenn wichtige Gegenstände, wie das Brillenetui oder die Schlüsseltasche, die Signal-Farbe Rot haben, werden Sie leichter gesehen.

Im Verlauf der Erkrankung kann auch die Fähigkeit, Dinge richtig zu strukturieren, verloren gehen. Dann tauchen Gegenstände plötzlich an ungewohnten Orten auf. Die Brille findet sich im Kühlschrank oder die Geldbörse im Wäschekorb.

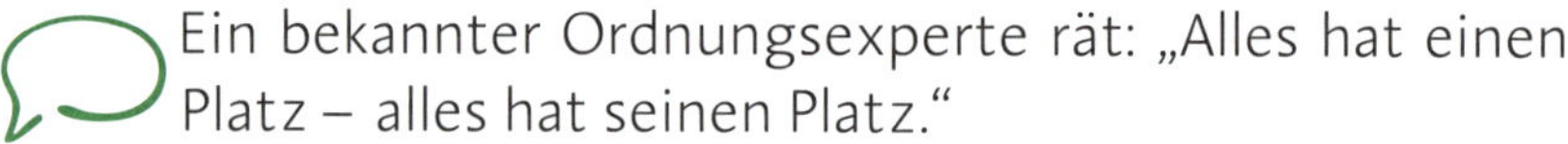

Ein bekannter Ordnungsexperte rät: „Alles hat einen Platz – alles hat seinen Platz.“

Bestimmen Sie für die wichtigen Dinge einen festen Ort. Nutzen Sie dafür die Übersicht in Tabelle 6.

Tabelle 6: Alles Wichtige hat einen festen Platz

Das	**gehört hierher:**
Hausschlüssel	
Geldbörse	
EC-Karte (Geldkarte)	
Chipkarte der Krankenkasse	
Kalender	
Notizbuch	
Brille	
Ersatzbrille	

Zu viele Dinge

Im Laufe der Jahre sammeln sich bei fast jedem Menschen viele Dinge an. Man kauft etwas, weil es gerade im Angebot ist oder weil man von der Verkäuferin überredet wurde. Besucher bringen kleine oder große Geschenke mit, die die Wohnung verschönern oder den Alltag erleichtern sollen. Man ersetzt ein Teil und hebt das alte „zur Sicherheit" weiterhin auf. Und ehe man es merkt, sind Schränke, Wohnung und Keller voller Sachen, die nicht genutzt werden.

Nehmen Sie Schublade für Schublade, Fach für Fach Ihren Hausrat ins Visier. Gehen Sie dabei in kleinen Schritten vor. Suchen Sie sich Unterstützung aus der Familie oder dem Freundeskreis.

- Benutzen Sie tatsächlich alle Töpfe, Pfannen, Küchenmesser die sich im Küchenschrank befinden? Behalten Sie jeweils die Teile, mit denen Sie am liebsten arbeiten.
- Weg mit angeschlagenem Geschirr! Außer es ist wertvolles Meißner Porzellan.
- Wie viele verschiedene Geschirr-Sets besitzen Sie? Behalten Sie das Beste. Machen Sie jeden Tag zum Sonntag. Auch Sie sind es wert, täglich mit gutem Geschirr zu essen.
- Wo bewahren Sie Ihre Haushalt-Chemikalien auf? Hat sich vielleicht auch da so einiges angesammelt?

Die ausgemusterten Sachen können gleich an eine soziale Einrichtung gegeben oder entsorgt werden. Elektrogeräte, die nicht mehr funktionieren, müssen zum Wertstoffhof gebracht werden. Das gleiche gilt für alte Chemikalien und Farbreste, die Sie möglicherweise im Keller gefunden haben.

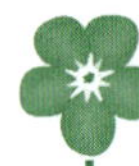

Sind Sie fertig für heute? Dann haben Sie und Ihre Helfer sich eine Belohnung verdient. Feiern Sie Ihren Erfolg mit einer schönen Tasse Kaffee oder einem Eisbecher. Das macht Lust auf die nächsten Aufgaben.

Kochen und Essen

Was koche ich heute? Haben Sie sich das auch schon einmal gefragt? Die Versorgung des Körpers mit guten Nährstoffen ist für Ihre Gesundheit wichtig. Auch das darf einfach sein. Behalten Sie Ihre guten Gewohnheiten, hören Sie auf Ihren Körper und beherzigen Sie die Tipps Ihres Arztes. Um gesund zu leben, müssen Sie nicht jede Mode mitmachen.

Gute Gewohnheiten haben den Vorteil, dass Sie nicht ständig neu entscheiden müssen. Sie machen das Leben leichter.

Frühstück: Ein guter Tag fängt mit einem guten Frühstück an. Nach der langen Nachtpause braucht Ihr Körper Energie. Die meisten Menschen essen zum Frühstück immer das Gleiche. Egal ob es bei Ihnen das Marmeladenbrötchen ist, ein gesundes Müsli oder ein Käsebrot: Behalten Sie diese Gewohnheit bei. Der Morgen ist auch der richtige Zeitpunkt für ein Stück Obst, das Sie mit Vitaminen versorgt. Essen Sie, was gerade Saison hat oder worauf Sie Appetit haben.

Mittagessen: Zur Mittagszeit wird in Deutschland traditionell die warme Hauptmahlzeit gegessen. Hier ist Abwechslung gefragt. Dafür reicht schon eine geringe Anzahl an Rezepten aus. Wer nicht immer wieder neu planen will, kann sich an einen festen Rhythmus gewöhnen. Hier ein paar Vorschläge:

- montags: Reste vom Wochenende
- dienstags: Pellkartoffeln mit Quark und Leinöl oder mit Fischsalat oder mit geschmortem Gemüse
- mittwochs: Nudeln mit geschmortem Gemüse, mit Tomatensoße oder mit Schinken und dazu geriebener Käse
- donnerstags: Gemüsepfanne und Reis
- freitags: Gebratener oder gedünsteter Fisch mit Kartoffeln und Salat
- samstags: Eintopf
- sonntags: Fleischgericht mit Kartoffeln oder Reis und Gemüse

Wenn einmal keine Zeit zum Kochen bleibt, darf es auch ein Mitnahmegericht vom Fleischer oder vom Imbissladen sein. Oder Sie verabreden sich dort, wo es preiswerte Mittagsgerichte gibt und essen mit Freunden.

Abendessen: Das Abendessen sollte leicht sein, damit Sie gut schlafen können. Viele Menschen vertragen am Abend weder Obst noch Salate. Gekochtes Gemüse dagegen ist ideal, ebenso wie leichte Suppen.

Zwischendurch: Wenn es zu Ihren Gewohnheiten gehört, ein zweites Frühstück zu essen oder am Nachmittag ein süßes Teilchen zum Kaffee zu genießen, so ist das völlig in Ordnung. Ihr Hosenbund kann ein guter Gradmesser dafür sein, ob Sie zu viel oder zu wenig essen. Sie sollten nicht zu viele Kilos zulegen. Doch auch Abnehmen sollte man im Alter nicht um jeden Preis. Bei Gewichtsveränderungen sprechen Sie bitte mit Ihrem Hausarzt.

Einkaufen

Auch für das Einkaufen kann man eine Routine entwickeln. Oft sind es ja immer die gleichen Dinge, die man verbraucht.

Die Einkaufsliste

Die einfachste Lösung ist eine Einkaufsliste, die einen festen Platz hat, zum Beispiel am Kühlschrank. Dort tragen Sie alles ein, was zur Neige geht. Bevor Sie einkaufen gehen, ordnen Sie die Artikel übersichtlich nach Kategorien, zum Beispiel Obst, Gemüse, Tiefkühlware. Dann haben Sie es im Laden leichter und übersehen nichts.

Es gibt auch vorgefertigte Einkaufslisten. In der Regel sind das kleine Abreißblöcke, auf denen Sie nur ankreuzen brauchen, was Sie kaufen möchten.

Helga Rohra empfiehlt folgendes: „Manchmal weiß ich im Laden nicht mehr, wie das Ding aussieht, das ich gerade brauche. Da hilft es mir, mir aus den Werbeprospekten das Foto auszuschneiden und in die Geldbörse zu legen."

Lieblingsläden

Als Stammkunde oder Stammkundin hat man in vielen kleinen Läden Vorteile. Und damit sind nicht nur die Rabattkarten gemeint. Weitere Vorteile sind:

- Die Verkäuferin kennt Sie und nimmt sich, wenn möglich, Zeit für einen kleinen Plausch.

- Eine verständnisvolle Kassiererin kennt Ihre Probleme beim Bezahlen mit Bargeld und unterstützt Sie diskret.
- Sie dürfen auch einmal eine Ware zurückgeben, wenn Sie das Falsche oder Zuviel gekauft haben.
- Sie werden direkt informiert, wenn es Sonderangebote oder neue Dienstleistungen, wie zum Beispiel einen Lieferdienst, gibt.

Einkaufs- und Lieferdienste

Viele soziale Dienste, die ältere Menschen unterstützen, bieten auch einen Einkaufsdienst an. Manchmal gibt es einen Einkaufsbus, der die Kunden direkt an der Haustür abholt und nach dem Besuch des Supermarktes wieder nach Hause fährt.

Ist Ihnen das zu anstrengend, können Sie auch einen Pflegedienst oder eine Sozialstation mit dem Einkauf beauftragen. Wöchentlich oder 14-tägig wird dann ein Mitarbeiter Ihren Einkauf erledigen und nach Hause bringen. Diese Leistung ist kostenpflichtig.

Einige Großmärkte bieten selbst Lieferdienste an, bei denen Sie

- im Markt einkaufen und die Ware später nach Hause geliefert bekommen. So brauchen Sie keine schweren Taschen tragen.
- in Ruhe zu Hause aus einem Katalog auswählen und sich die Sachen bringen lassen. Auch Anbieter von Tiefkühlware arbeiten nach diesem System. Oft sind hier die Transportkosten schon in den Kosten der Waren enthalten.

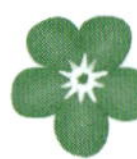

Wenn Sie einen Pflegegrad haben, können Sie die Betreuungs- und Entlastungsleistungen nutzen, um eine Begleitung zu bezahlen, die mit Ihnen gemeinsam den Einkauf erledigt, oder einen Pflegedienst dafür beauftragen. Mehr darüber lesen Sie in Kapitel 15.

Kleidung

Unsere Kleidung ist wie eine zweite Haut. Wir wollen uns damit wohlfühlen und gut aussehen. Pflegeleicht soll sie dabei auch noch sein. Durch die richtige Kleidung können Sie noch lange Zeit von fremder Hilfe unabhängig bleiben.

Zweckmäßige Kleidung

Ihre Kleidung sollte bequem, nicht beengend, wärmend und pflegeleicht sein. Beim Einkauf sind folgende Kriterien wichtig:

- Kleidungsstücke sollten nicht über den Kopf gezogen werden müssen, falls es schwerfällt, die Arme zu heben.
- Verschlüsse sollten sich auf der Vorderseite der Kleidung befinden.
- Hosen müssen sich schnell öffnen lassen.
- Falls Sie Kompressionsstrümpfe tragen, müssen die Hosenbeine weit genug sein.
- Gutes Schuhwerk soll einen sicheren Halt geben. Das trifft auch auf Hausschuhe zu.

Wichtig ist, sich entsprechend der Jahreszeit zu kleiden.

Falls Sie allein leben und unsicher sind, hängen Sie Erinnerungs-Zettel auf. So könnte im Winter an der Wohnungstür stehen: „Mantel, Handschuhe, Schal und Mütze nicht vergessen“. Im Sommer erinnern Sie sich an eine Kopfbedeckung, die vor zu viel Sonne schützt.

System und Ordnung im Kleiderschrank

Trennen Sie sich von allen Kleidungsstücken, die nicht richtig passen. Schadhafte Kleidungsstücke können Sie in einer Änderungsschneiderei reparieren lassen oder ebenfalls entsorgen.

Um immer der Jahreszeit entsprechend gekleidet zu sein, ist der rigorose Wechsel zwischen Sommer- und Wintergarderobe ratsam. Verpacken Sie die jeweils andere Garderobe in Kleidersäcke oder Kartons.

Kleider für besondere Anlässe wie Jubiläen oder Trauerfeiern sollten einen extra Platz im Kleiderschrank bekommen. Sie werden nicht häufig gebraucht, sollen aber besonders gepflegt sein. Stellen Sie am besten gleich die zugehörigen Schuhe darunter.

Benutzte Kleidung gehört in die Wäsche! Damit vermeiden Sie peinliche Situationen. Bitte verlassen Sie sich nicht mehr auf Ihren Geruchssinn. Der nimmt bei allen Menschen ab Mitte 50 ab.

Körperpflege

Was funktionieren soll, muss einfach sein. Diese Regel gilt auch bei der täglichen Körperhygiene. Sie dient nicht nur der Gesundheit, sondern auch dem Selbstwertgefühl und dem allgemeinen Wohlbefinden.

Die Haut braucht jetzt eine sanftere Pflege als in jungen Jahren. Neben den richtigen Produkten spielt auch die Art der Pflege in der Haut- und Körperpflege eine Rolle. So sind einige Körperbereiche häufiger zu pflegen, darunter der Intimbereich, aber auch Ellenbogen, Knie und Hände. Die Hände sollten mehrmals täglich stets nach dem Händewaschen eingecremt werden.

Nutzen Sie dafür wenige, aber gute Pflegeprodukte. Wer zu viele und immer neue Produkte im Badezimmer hat, verliert den Überblick.

Dinge, die immer gleich aussehen, schützen vor Verwechslungen und unliebsamen Überraschungen.

Schreitet die Erkrankung voran, fällt es einigen Menschen schwer, eigentlich vertraute Gegenstände wiederzuerkennen. Haben Sie sich an ein übersichtliches System gewöhnt, kommen Sie in solchen Momenten besser zurecht.

Umgang mit Blasenschwäche

Blasenschwäche gehört zu den Themen, die man am liebsten nicht anspricht. Dabei sind viele ältere und auch jüngere Menschen davon betroffen. Aus Schamgefühl vermeiden die Betroffenen soziale Kontakte oder lange Wege.

Viele Menschen helfen sich mit Mitteln, die sie aus anderen Lebensbereichen kennen, z. B. mit Damenbinden aus dem Bereich der Menstruationshygiene. Sie wissen meist gar nicht, dass es gezielt angepasste Hygieneprodukte gibt.

Vereinbaren Sie in einer Apotheke oder einem Sanitätshaus einen Beratungstermin. Bitten Sie um ein möglichst ungestörtes Gespräch, zum Beispiel in einem Beratungsraum. Auch der Kauf und Versand der Artikel kann diskret erfolgen.

Gewohnheiten beibehalten oder Hilfe holen

Behalten Sie Ihre guten Gewohnheiten bei. Mit ein klein wenig Disziplin genießen Sie Ihr Wohlbefinden und Ihre Gesundheit. Regelmäßige Zahnpflege-Gewohnheiten beugen Erkrankungen im Mundraum vor.

Gute Pflege verbessert auch den Körpergeruch, der sich bei allen Menschen altersbedingt verändert. Deos und sogenannte „Antitranspirants" sorgen für eine geringere Schweißbildung und damit für weniger Bakterien und dezenteren Geruch. Mangelnde Hygiene, Nikotin aber auch Erkrankungen wirken sich dagegen negativ auf den Körpergeruch aus.

Leider ist damit zu rechnen, dass es im Krankheitsverlauf schwieriger wird, die Körperhygiene immer richtig auszuführen. Dann geht es nur noch mit Unterstützung. Doch Hilfe anzunehmen fällt gerade im Bereich der Körperpflege schwer. Ein natürliches Schamgefühl ist völlig normal.

Wer auch bei Fortschreiten der Erkrankung weiterhin gut gepflegt sein möchte, klärt rechtzeitig, wie das geschehen soll. Gemeinsam mit einem Angehörigen können Sie die Tabelle 7 ausfüllen.

Tabelle 7: So möchte ich – falls notwendig – später einmal gepflegt werden

Unterstützung ist nötig bei	Ich möchte, dass mein Angehöriger das übernimmt	Ich möchte, dass eine Pflegekraft das übernimmt
Rücken waschen		
Haare waschen		
Mund- und Zahnpflege		
Unterstützung beim Duschen oder Baden		
Große Körperpflege (auch im Intimbereich)		
Rasieren		
Maniküre		
Fußpflege		

Gut frisiert

Menschen werden oft nach Ihrem Äußeren beurteilt. Gehen Sie deshalb regelmäßig und immer vor besonderen Anlässen zum Friseur. Fällt es Ihnen schwer, sich selbst zu frisieren, gehen Sie einfach zwischendurch zum „Waschen und Föhnen".

Sprechen Sie mit Ihren Angehörigen darüber, dass Ihnen Ihr gepflegtes Aussehen wichtig ist. Bitten Sie um taktvolle Rückmeldungen, falls einmal etwas nicht stimmt.

Sicher Auto fahren und mobil bleiben

Autofahren erleichtert das Leben. Menschen mit beginnender Demenz können oft noch gut fahren. Aber die Fahr-Eignung nimmt ab. Die Autofahrer sollten sich deshalb testen lassen. Wer den Autoschlüssel abgibt, braucht andere Möglichkeiten, um mobil zu bleiben.

Fahren Sie noch sicher genug?

„Darfst du denn noch Auto fahren?" Viele Menschen denken bei Demenz sofort an ein Fahrverbot. So einfach ist das nicht. Die „Begutachtungs-Leitlinien zur Kraftfahreignung" sind die gesetzliche Grundlage zur Beurteilung der Fahrtauglichkeit. Dort steht: Bei leichter Demenz kann man noch in der Lage sein, Auto zu fahren.

Im Alter treten häufig weitere gesundheitliche Einschränkungen auf. Die Beweglichkeit beim Schulterblick nimmt ab. Probleme beim Sehen und Hören verschlechtern das Fahrverhalten. Der Fahrer reagiert langsamer und kann sich nicht mehr so gut orientieren. Erfahrene Autofahrer können kleine Störungen teilweise durch ihre Fahrpraxis ausgleichen:

- Sie fahren nur bekannte und kurze Strecken.
- Sie fahren nicht zu Hauptverkehrszeiten.
- Sie fahren nur, wenn Sie sich wach und gesund fühlen.

- Sie fahren nicht bei Dunkelheit oder schlechtem Wetter.
- Ein Auto mit mehr Sicherheitskomfort und Automatik-Funktionen kann die Fahrsicherheit ebenfalls erhöhen.

Bitte beachten Sie: Für alle Formen der Demenz gilt, dass die Fahr-Eignung im Verlauf der Krankheit abnimmt. Sie dürfen sich selbst und andere Personen nicht gefährden! Deshalb muss das Fahrverhalten regelmäßig überprüft werden.

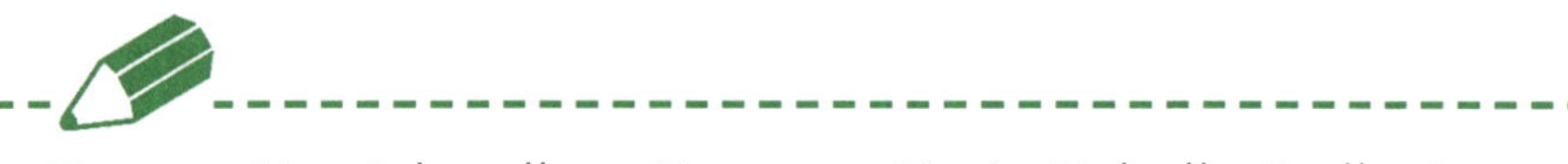

Testen Sie sich selbst: Kreuzen Sie in Tabelle 8 alle Aussagen an, die zutreffen. Fragen Sie auch Personen, die oft mit Ihnen unterwegs sind.

Tabelle 8: Checkliste zur Einschätzung der Fahrsicherheit

Datum	**Name**	
	Ihre eigene Einschätzung	**Das sagen Mitfahrer über ihr Fahrverhalten**
Der Schulterblick bereitet mir Schwierigkeiten.		
Ich sehe schlecht.		
Ich höre schlecht.		
Ich habe mich schon einmal auf einer bekannten Strecke verfahren.		
Mir passieren Vorfahrtsfehler.		
Manchmal halte ich an der Ampel obwohl Grün ist.		

Tabelle 8: Checkliste zur Einschätzung der Fahrsicherheit

Datum	Name	
	Ihre eigene Einschätzung	Das sagen Mitfahrer über ihr Fahrverhalten
Ich erkenne Fußgänger und Radfahrer schlecht oder erst sehr spät.		
Fahrspurwechsel bereiten mir Probleme.		
Ich fahre immer sehr langsam.		
Ich habe Angst vor bestimmten Situationen, zum Beispiel beim Links-Abbiegen auf Kreuzungen.		
Ich bin oft auf andere Autofahrer wütend.		
Ich verwechsle manchmal die Pedale, zum Beispiel Gas und Bremse.		
Es ist schwierig für mich, mehrere Funktionen gleichzeitig zu bedienen.		
Beifahrer fühlen sich unwohl oder wollen nicht mehr mitfahren.		
Ich hatte in letzter Zeit mehrmals kleine Unfälle (Kratzer, Beulen, Schrammen).		
Ich fahre weniger als 3.000 km im Jahr.		

Je weniger Punkte Sie und Ihre Beifahrer angekreuzt haben, desto sicherer ist Ihr Fahrstil. Wiederholen Sie den Test von Zeit zu Zeit. So sehen Sie, ob sich Ihr Fahrverhalten verändert.

Wer kann die Fahr-Eignung verbindlich einschätzen?

ADAC: Der ADAC bietet einen „Fahr-Fitness-Check" an. Nach einer Vorbesprechung fahren Sie gemeinsam mit dem Prüfer in Ihrem Fahrzeug. In der anschließenden Auswertung bekommen Sie wichtige Hinweise zu Ihrem Fahrverhalten. Es erfolgt bei diesem Test keine Meldung an die Behörden. Ihr Führerschein ist also nicht in Gefahr.

TÜV: Die Medizinisch-Psychologische Untersuchungsstelle des TÜVs bietet eine freiwillige Fahrverhaltens-Beobachtung an. Die Untersuchung beim TÜV kann auch durch die Führerscheinstelle angeordnet werden.

Ärzte: Ihr Hausarzt und Ihr Neurologe informieren Sie darüber, ob sich bestimmte Medikamente negativ auf die Fahrtauglichkeit auswirken. Sie sagen Ihnen auch, ob die Demenz-Erkrankung so weit fortgeschritten ist, dass Sie zukünftig auf das Fahren verzichten müssen.

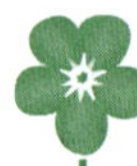

Manchen Menschen fällt es schwer, den Führerschein aufgrund der Demenz abzugeben. Dann fällt es leichter zu sagen, dass man nicht mehr so gut sieht oder aufgrund der verordneten Medikamente nicht mehr fahren darf.

Ein Unfall kann teuer werden

Wenn die Fahr-Eignung abnimmt, steigt das Unfallrisiko. Niemand möchte, dass durch sein Verhalten andere Personen oder Sachen zu Schaden kommen.

Die Versicherung haftet zunächst in voller Höhe. Wird der Versicherung die Demenz-Diagnose bekannt, kann sie aber die entstandenen Kosten vom Fahrer zurückfordern. Kann man die Teilnahme an einem freiwilligen Test des TÜVs nachweisen, ist die Forderung auf Schadenersatz vermeidbar.

Herr P. erzählt im Gesprächskreis: „Ich hatte beim Ausparken einen kleinen Unfall verursacht. Das andere Auto gehörte einem jungen Mann. Der war sehr verständnisvoll. Aber mein Sohn hat gesagt: ‚Vater, das ist ein Zeichen! Lass das Fahren sein!' Das habe ich dann auch gemacht. Ich möchte mir nicht vorwerfen, dass Personen zu Schaden kommen."

Wie Sie auch ohne Auto mobil bleiben

Sie haben auch ohne Auto gute Alternativen.

- Viele Einkaufszentren bieten Bring- und Lieferdienste an. Die Einkäufe werden direkt zu Ihnen nach Hause geliefert. Sie können anrufen oder über das Internet bestellen und bezahlen.
- Oft bieten Kinder oder Enkel an, Fahrten zu übernehmen.
- Sie können auch die öffentlichen Verkehrsmittel nutzen. Beim Verkehrsverbund Ihrer Region erhalten Sie Fahrpläne und weitere Informationen.

- Viele Verkehrsbetriebe haben besondere Angebote für Senioren und hilfebedürftige Menschen, zum Beispiel Einstiegshilfen und Begleitservices.
- Wer einen Schwerbehinderten-Ausweis mit Merkzeichen „B“ hat, darf eine Begleitperson kostenfrei mitnehmen.
- Für Fahrten zu ärztlichen Behandlungen kann bei der Krankenkasse ein Transportschein beantragt werden.

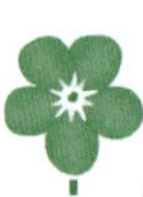

Auch Fahrten mit dem Taxi können eine bequeme und bezahlbare Alternative sein. Denn ohne Auto sparen Sie Spritkosten, Kfz-Steuer, Versicherung und die Kosten für Reparaturen. Je nach Fahrzeugnutzung sind das 100 bis 200 Euro im Monat! Fragen Sie doch einmal bei einem Taxiunternehmen, wie oft Sie für diesen Betrag bestimmte Strecken zurücklegen können.

12 Wie Sie in der Wohnung Ihre Selbständigkeit bewahren

Gutes und sicheres Wohnen gehört zu den menschlichen Grundbedürfnissen. Die Wohnung steht für Vertrautheit und Privatsphäre. Mit zunehmendem Alter muss die Wohnung an die veränderten Bedürfnisse angepasst werden. Sie muss jetzt bequem, sicher und übersichtlich sein.

In diesem Kapitel lesen Sie,

- welche Veränderungen Ihre Wohnung sicherer und komfortabler machen,
- was für Alleinlebende Menschen wichtig ist.

Die altersgerechte Wohnung

Eine Wohnung, in der man auch im Alter bequem wohnen kann, muss den körperlichen Veränderungen gerecht werden.

- Man sieht nicht mehr alles. Das trifft besonders auf die Böden, die Treppen und dunkle Bereiche zu.
- Man hört nicht mehr alles, zum Beispiel die Türklingel, das Telefon oder einen überkochenden Topf.
- Hinsetzen und Aufstehen kann beschwerlich werden. Die Füße werden nicht mehr so hochgehoben. Man stolpert.
- Es fällt nicht mehr so leicht, die Arme über den Kopf zu heben. Gegenstände aus oberen Schrankfächern sind nicht mehr gut erreichbar.

- Die Kraft lässt nach. Schwergängige Wasserhähne oder Fenstergriffe werden problematisch.
- Gleichgewichtsstörungen führen zu einem unsicheren Gang.

Doch es gibt eine gute Nachricht. Für viele dieser Einschränkungen existieren geeignete technische Lösungen. Schon mit wenig Aufwand kann das Zuhause-Leben leichter werden. Auch ohne große Umbaumaßnahmen können Sie einiges tun.

Sturzgefahr minimieren

Dies ist vielleicht das wichtigste Kapitel in diesem Buch. Denn Stürze sind die allerhäufigste Ursache dafür, dass ältere Menschen dauerhaft auf Hilfe angewiesen sind oder gar in ein Pflegeheim umziehen müssen. Besonders Schwellen, Stufen und lose Teppiche können zu Stolperfallen werden.

Auch der hübsche kleine Läufer oder eine kleine Welle im Textilbelag stellen ein Sturzrisiko dar. Wer schon lange mit diesen Gegebenheiten lebt, nimmt die Gefahrenquellen nicht mehr wahr. Warten Sie nicht, bis das Unglück geschehen ist. Sorgen Sie auch hier für Ihre Gesundheit. Lassen Sie sich am besten von einer Wohnraumberaterin, dem Pflegeberater Ihrer Kasse oder den Enkeln unterstützen, wenn Sie Ihre Wohnung detektivisch nach Gefahrenquellen absuchen.

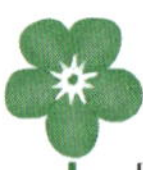

Bitte nehmen Sie die Wahrnehmungen Ihrer Helfer ernst – auch wenn Sie im Moment mit dem aktuellen Zustand noch gut zurechtkommen.

- Ist der Fußboden an allen Stellen eben und fest verklebt?
- Haben Teppiche rutschhemmende Unterlagen?

- Hat Ihre Wohnung Schwellen?
- Sind die normalen „Laufwege" in der Wohnung frei oder müssen Sie an irgendeiner Stelle über eine Verlängerungsschnur, eine kleine Fußbank oder ein anderes Hindernis steigen?
- Gibt es wackelige Regalkonstruktionen?
- Ist Ihre Wohnung gut und blendfrei beleuchtet? Kommt das Licht bis in alle Ecken?
- Ist die Beleuchtungsdauer im Treppenhaus lang genug?

Licht und Farbe

Gute Beleuchtung sorgt dafür, dass Sie sich wohlfühlen und verhindert Unfälle. Auch in den Raum-Ecken sollte die Beleuchtung eine Stärke von 500 Lux haben. Wichtig ist außerdem, dass das Licht nicht blendet und wenig Schatten wirft.

Helle, freundliche Farben tragen zum Wohlbefinden bei. Eine besondere Rolle spielt die Farbe Rot. Sie wird vom menschlichen Auge am stärksten wahrgenommen. Zu viel Rot in einem Raum macht unruhig. Doch gezielt eingesetzt, kann Rot auch helfen, sich besser zurechtzufinden.

Schwarze Flächen auf dem Fußboden können verunsichern. Im ersten Moment glauben Menschen mit fortgeschrittener Krankheit, dass es sich um ein Loch im Boden handelt. (Einige Heime setzen diese Methode sogar gezielt ein, um Menschen am Verlassen des Wohnbereiches zu hindern. So etwas ist unmenschlich!).

Schauen Sie sich jetzt Ihre Wohnung an:

- Ist Ihr Lieblingsplatz im Wohnzimmer gut beleuchtet, sodass Sie dort gern Lesen oder Fotos anschauen können?
- Können Sie im Schlafzimmer das Licht vom Bett aus einschalten?

- Könnte der nächtliche Gang zum Badezimmer durch einen Bewegungsmelder sicherer gemacht werden?
- Klare Farben und Strukturen im Wohnbereich geben Sicherheit. Unruhige Muster auf Tapeten, Fußböden oder Polstermöbeln können für Verwirrung sorgen.
- Die Farbe Rot wird vom menschlichen Auge am besten wahrgenommen. Dieses Wissen kann man nutzen, um wichtige Dinge zu kennzeichnen. Ein roter Schlüsselanhänger hilft, den Wohnungsschlüssel schnell zu finden. Ein roter Toilettensitz erleichtert später einmal die Orientierung im Badezimmer.

Im Alltag kann die Irritation durch einen dunklen Abtreter vor der Tür schon jetzt dazu führen, dass Sie sich unsicher fühlen oder stolpern. Sie sollten ihn bei Gelegenheit durch eine Fußmatte in einer neutralen Farbe ersetzen.

Möbelstücke

Vielleicht ist jetzt der Moment, darüber nachzudenken, welche Möbel wirklich wichtig sind!? Was wird tatsächlich gebraucht? Aufräumen kann Ihnen ein gutes Gefühl vermitteln. Und weniger Möbel lassen Luft und Licht in die Wohnung.

Ein weiterer Faktor ist der Wohnkomfort. Viele Sessel können mit Erhöhungen ausgestattet werden, sodass Setzen und Aufstehen wieder leichter sind.

Frau G. erzählt:
„Anfangs dachte ich, wozu brauche ich so einen elektrischen Fernsehsessel? Aber meine Kinder haben mich überredet. Und jetzt sitze ich jeden Tag darin. Mit der Fernbedienung komme ich sehr gut klar. Ich kann den Sessel so einstellen, dass meine Beine schön hoch lagern.“

Sicher und gut organisiert in der Küche

Die Küche ist das Herz des Hauses. Hier wird gekocht und oft auch am Küchentisch gegessen. Doch es geht nicht nur ums Wohlfühlen, es geht auch um Ihre Sicherheit.

Vermutlich befinden sich auch die meisten Dinge, die ein Mensch besitzt, in der Küche – von der Lieblingstasse bis zum nie genutzten Eierkocher.

Haushaltsgeräte: Geräte sollen den Alltag erleichtern, jedoch nicht die Schränke verstopfen. Welche Haushaltsgeräte nutzen Sie? Ist die Technik veraltet und unsicher? Oder so modern, dass sie schwierig zu bedienen ist? Am besten lebt es sich mit Geräten, die in Form und Funktion schon lange vertraut sind.

Rauchmelder: Ein Rauchmelder in der Küche kostet wenig, ist schnell montiert und warnt vor Gefahren durch vergessene Töpfe auf dem Herd.

Herdabschaltsicherung: Diese Vorrichtung kann direkt in den vorhandenen Herd installiert werden. Es gibt verschiedene Systeme für die verschiedenen Herdarten. Immer wird gewährleistet, dass der Herd sich rechtzeitig abschaltet, bevor ein größerer Schaden entsteht. Die Kosten für den Einbau können von der Pflegekasse übernommen werden.

Küchenschränke: Wichtig ist, dass alles in den Schränken gut erreichbar ist. Um Ordnung zu halten, brauchen auch alle Dinge einen festen Platz. Das klingt wie eine Binsenweisheit. Doch infolge der Erkrankung kann das Einräumen des Geschirrs oder das Suchen nach Lebensmitteln immer schwerer fallen. Um das zu vermeiden, gibt es zwei gute Tipps von anderen Betroffenen:

- Sie können Fotos von Ihrem Geschirr, also den Tassen, Tellern, Schüsseln usw. machen und an die jeweilige Tür kleben. So müssen Sie nicht lange suchen und sparen auch beim Aufräumen Zeit.
- Noch praktischer ist es, die Türen der Oberschränke gleich auszuhängen. Dann sehen Sie auf einen Blick, wo alles steht.

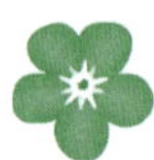

Leider werden Einbauküchen für große Männer entworfen. Die ein oder zwei oberen Fächer sind für Frauen oft unerreichbar. Steigen Sie nicht auf Stühle oder Treppchen. Trauen Sie sich, diese Fächer einfach leer zu lassen!

Sicherheit im Badezimmer

Ein Badezimmer soll schön, sicher und bequem sein. Es dient heutzutage nicht nur der persönlichen Hygiene, sondern ist auch die private Wellness-Oase.

Leider sind Bad und WC auch die Orte, in denen ältere Menschen am häufigsten stürzen – zum Teil mit schweren Verletzungen. Deshalb ist es sinnvoll, diesen Bereich so sicher wie möglich zu gestalten.

Fußboden: Ein feuchter Fliesenboden ist gefährlich. Nicht nur nach dem Wischen, auch nach dem Waschen, Baden oder Duschen können Pfützen auf dem Boden zur Gefahrenquelle werden. Gewöhnen Sie sich an, mit einem trockenen Wischer kleine Pfützen sofort aufzuwischen.

Badematten: Textile Matten auf den Fliesen sind angenehm, denn sie sorgen für warme Füße. Wichtig ist, dass sie faltenfrei und rutschfest liegen und nicht zur Stolperfalle werden.

Haltegriffe: Griffe oder Haltestangen sollen auch mit nassen Händen gut greifbar und rutschsicher sein. Vor allem müssen Sie dort angebracht sein, wo sie gebraucht werden.

Wasserhähne: Ein Überlaufschutz verhindert Schäden durch überlaufendes Wasser. Ein guter Tipp sind Mischbatterien mit Temperatur-Begrenzung. Dann ist das Wasser nie zu heiß.

Badewanne und Dusche: Für jede Badewanne gibt es den passenden Wannenlift. Dieser benötigt nicht viel Platz und bringt große Erleichterungen. Auch ein Badewanneneinstieg ist eine gute Lösung. Wenn man möchte, kann in jede Badewanne nachträglich eine Tür eingebaut werden. Für Badewanne und Dusche gibt es rutschsichere Einlagen. Ein spezieller Hocker oder ein Klappsitz können als Sitzgelegenheit beim Duschen gute Dienste leisten.

Elektrogeräte: Elektrische Geräte sollten besser außerhalb des direkten Bade- oder Duschbereiches genutzt und aufbewahrt werden – sicher ist sicher!

Toilette: Wird der Toilettensitz mit einer Erhöhung versehen, ist das für ältere Menschen oft bequemer. Auch das Toilettenpapier sollte einfach zu greifen sein. Müssen Sie sich erst nach hinten drehen, droht ebenfalls Sturzgefahr.

Badezimmertür: Achten Sie einmal darauf, wie Ihre Badezimmertür geöffnet wird. Gut ist es, wenn sich die Tür nach außen öffnen lässt. Denn im Notfall müssen Helfer in den Raum gelangen, auch wenn eine Person auf dem Boden liegt! In einer kleinen Wohnung kann man vielleicht eine Schiebetür einbauen. Das Schloss der Badezimmertür muss sich mit einem Hilfsmittel leicht von außen öffnen lassen.

Wenn ein Umbau nötig ist

Wenn Ihre Wohnung den Anforderungen nicht gerecht wird, hilft möglicherweise ein Umbau. Eine Wohnraumberatung hilft dabei, an alles Wichtige zu denken. Oft haben auch die Hauseigentümer ein Interesse daran, die Wohnung barrierefrei zu gestalten. Der Vermieter darf Ihnen notwendige Maßnahmen nicht einfach verbieten. Die Zustimmung darf nur bei berechtigtem Interesse verweigert werden.

Neben den Wohnraumberatern können die Angestellten der Sanitätshäuser unterstützen. Sie kennen viele Produkte, die das Leben zu Hause komfortabler machen – von der WC-Sitz-Erhöhung über Dusch-Sitze bis zu Treppenliften. Viele Einrichtungen bieten eine Beratung bei Ihnen zu Hause an.

Die Pflegekasse finanziert mit

Um eine Wohnung an geänderte Bedürfnisse anzupassen, stehen verschiedene finanzielle Mittel bereit.

Hilfsmittel, die vom Arzt verordnet werden, zahlt die Krankenkasse. Das gilt beispielsweise für die Toiletten-Sitzerhöhung. Erkundigen Sie sich auf jeden Fall vorher, ob und in welcher Höhe Sie einen Eigenanteil übernehmen müssen.

Haben Sie einen Pflegegrad? Dann übernimmt Ihre Pflegekasse die Kosten notwendiger Wohnungsanpassungen. Die Pflegekassen können Kosten bis 4000 Euro pro Maßnahme übernehmen.

- Lassen Sie sich zunächst von einem Fachgeschäft oder dem Handwerker beraten.
- Holen Sie einen Kostenvoranschlag ein.

- Reichen Sie den Antrag bei Ihrer Pflegekasse ein.
- Erst wenn Sie eine Zusage für die Kostenübernahme der Kasse erhalten haben, können Sie mit der Umbaumaßnahme beginnen.

13 Worauf Berufstätige achten sollten

In Deutschland sind etwa 24.000 Menschen unter 65 Jahren an Demenz erkrankt. Viele von ihnen sind zu Beginn der Erkrankung noch berufstätig. Um finanzielle Nachteile zu vermeiden, sollten Sie Ihren Beruf keinesfalls vorschnell von sich aus aufgeben.

Soll ich meinem Arbeitgeber meine Diagnose mitteilen?
Auf diese Frage gibt es keine eindeutige Antwort. Arbeiten Sie in einem Beruf, in dem sie eine hohe Verantwortung tragen, zum Beispiel als Pilot, wäre es fahrlässig, den Dienst einfach fortzuführen.

Allerdings versuchen Arbeitgeberinnen und Arbeitgeber häufig, Menschen nach Bekanntwerden der Diagnose in die Rente zu drängen. Das geschieht selbst dann, wenn die Symptome den Arbeitsalltag noch nicht übermäßig belasten. Die Deutsche Alzheimer Gesellschaft schreibt in ihrer Mitgliederzeitung „Alzheimer Info" (Heft 1/2018): „Menschen mit Demenz sind nicht verpflichtet, ihren Arbeitgeber von sich aus über die Diagnose zu informieren. Bei entsprechenden Nachfragen darf aber nicht gelogen werden."

Hilft ein Schwerbehindertenausweis? Berufstätige sollten direkt nach der Diagnose einen Schwerbehindertenausweis beim zuständigen Versorgungsamt beantragen. Dadurch genießen sie einen besonderen Kündigungsschutz. Der Arbeitgeber muss dann für eine Kündigung die Zustimmung des Integrationsamts einholen.

Gleichzeitig erhöhen sich mit der Anerkennung der Schwerbehinderung die Urlaubstage. Außerdem stehen schwerbehinderten Menschen Integrationshilfen zu.

Das zuständige Integrationsamt unterstützt bei den Gesprächen mit dem Arbeitgeber und informiert über Kündigungsschutz und Möglichkeiten der finanziellen Förderung. Im besten Falle kann Ihr Arbeitsplatz so gestaltet werden, dass er Ihrer aktuellen Leistungsfähigkeit entspricht.

Wann soll ich Rente beantragen? Die Beantragung der Rente sollte so lange wie möglich hinausgezögert werden. Die Rentenversicherung bezahlt oft eine medizinische Rehabilitation, zum Beispiel durch neurokognitives Training.

Muss die Berufstätigkeit vor dem festgesetzten Renteneintrittsalter beendet werden, wird eine Erwerbsminderungsrente gezahlt. Lassen Sie sich dazu unbedingt bei der Rentenversicherung oder einem unabhängigen Rentenberater beraten.

14 Was Sie tun können, damit Hobby und Urlaub weiterhin gelingen

Lieblingsbeschäftigungen

„Ein Steckenpferd trägt über jeden Abgrund“, sagte einst der Dichter Friedrich Hebbel. Wie sieht es denn mit Ihrem Hobby aus? Oder haben Sie sogar mehrere?

- Sammlungen
- Handarbeiten
- Handwerkliche Arbeit
- Singen oder Musizieren im Chor oder Verein
- Kreative Tätigkeiten
- Lesen
- Sprachen lernen
- Ehrenamtliche Tätigkeiten

Ein Hobby ist mehr als ein angenehmer Zeitvertreib. Wer in seinem Leben das richtige Hobby gefunden hat, tut sich selbst damit viel Gutes. Bei der Beschäftigung damit ist man ganz und gar auf das Tun konzentriert und erlebt Glücksgefühle. Wissenschaftler nennen dieses Gefühl „Flow“, abgeleitet vom englischen Wort „Fluss“. Wer in seinem Hobby glücklich ist, fühlt sich getragen vom Fluss des Lebens. Diese tiefe Zufriedenheit stärkt Sie auch für den Alltag.

Dran bleiben, auch wenn es schwierig wird

Im Laufe der Zeit kann es jedoch passieren, dass die Freude am langjährigen Hobby verloren geht. Die Gründe dafür können vielfältig sein. Doch für viele Probleme gibt es Lösungen.

Tabelle 9: Meine Hobbys

Aussage	ja, das ist so bei mir	Lösung
Meine handwerklichen Arbeiten gelingen mir nicht mehr (so gut).		A, B
Irgendwie fehlt immer etwas von meinem Werkzeug.		A, B
Ich verliere die Übersicht.		A, B oder D
Ich bringe nichts mehr zu Ende.		A, B
Meine Kräfte oder meine Energie reichen nicht mehr aus.		B, D
Es fällt mir schwer, an den regelmäßigen Treffen meiner Arbeitsgruppe oder des Vereins teilzunehmen.		C
Ich habe wirklich die Lust verloren.		D

Kreuzen Sie in Tabelle 9 an, was auf Ihr Hobby zutrifft. Damit haben Sie die Situation genau analysiert. Jetzt können wir eine Lösung suchen, mit der Sie die Freude an Ihrem Hobby wiederentdecken. Sehen Sie bei den entsprechenden Buchstaben nach!

Lösung A – Jemand sollte Sie unterstützen: Sie könnten zum Beispiel einen Familienangehörigen um Hilfe bitten. Oder Sie finden einen ehrenamtlichen Helfer oder eine Helferin, die Sie genau bei den Dingen unterstützt, die Ihnen schwerfallen.

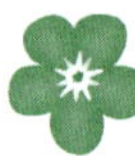

Bereits ab Pflegegrad 1 können Sie die Person durch die Leistungen der Pflegekasse bezahlen lassen.

Lösung B – Sie suchen sich Menschen mit dem gleichen Hobby: Vielleicht haben Sie ein Hobby, das auch in der Gruppe Spaß macht. Dann ergänzen sich die Fähigkeiten der Teilnehmer und jeder trägt bei, was er am besten kann.

Lösung C – Sie brauchen einen Fahrdienst: Wenn es Ihnen schwerer fällt, den Ort der Veranstaltung zu erreichen, kann ein Fahrdienst weiterhelfen. Vielleicht kann Sie ein anderer Teilnehmer abholen. Oder Sie bestellen sich ein Taxi. Auch eine telefonische Erinnerung kann hilfreich sein, um weiter an den Treffen teilzunehmen.

Lösung D – Sie verwandeln Ihr Hobby in eine schöne Erinnerung: Wenn es für Sie keine Möglichkeit gibt, Ihr Hobby weiter auszuführen, können Sie es dennoch in eine schöne Erinnerung verwandeln.

- Sie können keine großen Reisen mehr machen – sehen Sie sich regelmäßig Ihre Foto- oder Dia-Sammlung an.
- Sie mussten Ihre Arbeit in der Freiwilligen Feuerwehr aufgeben? Besuchen Sie trotzdem die Treffen der Kameraden und freuen sich über deren Erfolge.
- Sie haben Ihr Hobby Modellbau aufgegeben, weil Ihre feinmotorischen Fähigkeiten nachgelassen haben? Geben Sie Ihren wertvollsten Arbeiten einen schönen Platz und freuen Sie sich regelmäßig daran.
- Vielleicht hat die Schule nebenan eine Arbeitsgemeinschaft und ist für Ihre Materialvorräte dankbar. Bei der Gelegenheit können Sie Ihre Kenntnisse an die Kinder, die eben erst mit dem Hobby beginnen, weitergeben.

Stolz erzählt Herr R.:
„Geocaching gehört schon seit vielen Jahren zu den Hobbys unserer Familie. Wegen meiner Demenz habe ich eine Helferin aus dem Familienzentrum. Der musste ich das alles erst einmal erklären. Jetzt hat sie auch Spaß daran. Im letzten Jahr haben wir sogar gemeinsam einen Cache an der Beratungsstelle gelegt. Der Cache heißt „Konfetti im Kopf“ und ich kann auf meinem Handy sehen, wie viele Menschen schon etwas dazu geschrieben haben.“

Erklärung: „Geocaching“ (ausgesprochen „Geo-Käsching“) ist eine moderne, weltweite Schnitzeljagd, für die man ein Smartphone benötigt. Die Teilnehmer an diesem Spiel versuchen möglichst viele Verstecke (Caches) zu finden.

Urlaub

Sind Sie immer gern in den Urlaub gefahren, so ist die Demenz-Diagnose kein Grund, fortan zu Hause zu bleiben. Urlaub bleibt auch nach Ende der Berufszeit eine gute Gewohnheit, um Kraft für Körper und Seele zu tanken. Eine Studie (Helsinki Businessmen Study, Strandberg et al. 2015) fand sogar heraus, dass Menschen, die regelmäßig Urlaub machen, gesünder bleiben.

Urlaub mit dem Partner oder der Partnerin

Am einfachsten ist es, wenn man sich gemeinsam mit dem Partner oder der Partnerin auf Reisen begibt. Sie wissen, was Ihnen guttut und was Sie sich „zumuten" können.

Vielleicht gibt es ein Ferienhaus, das Sie seit Jahren gerne buchen. Oder eine Region oder eine Stadt, in der Sie schon oft gemeinsam Urlaub gemacht haben. Dann wissen Sie, was Sie erwartet und können sich gut darauf einstellen.

Wenn Sie bei einem Reiseveranstalter buchen, sollten Sie auf folgende Kriterien achten:

Busreisen: Wie viel Beinfreiheit haben die Sitzplätze? Wird es auf langen Strecken genügend Pausen und ggf. eine Zwischenübernachtung geben? Ist der Bus klimatisiert? Hat der Bus eine Toilette, die Sie jederzeit benutzen dürfen? Fragen Sie im Bekanntenkreis, welche Erfahrungen andere mit dem Unternehmen gemacht haben.

Flugreisen: Unterstützt Sie die Reiseleitung bereits beim Einchecken sowie beim Umstieg auf einem großen Flughafen?

Hotel oder Ferienwohnung: Wie groß ist das Hotel bzw. die Ferienanlage? Sind die Zimmer barrierearm? Gibt es einen deutschsprachigen Reiseleiter vor Ort?

Reisezeit: Mit welchem Wetter müssen Sie zur Reisezeit rechnen? In der Nebensaison ist es am Urlaubsort häufig ruhiger und preiswerter.

Urlaub mit der Familie der Kinder

Ihre Kinder wollen Sie mit in den Urlaub nehmen? Freie Zeit mit Kindern und Enkeln zu verbringen, ist ganz wunderbar. Doch der Lebensstil der Generationen unterscheidet sich in Bedürfnissen, Interessen und Lebenstempo. Damit der Urlaub gelingt, müssen auch hier einige Punkte beachtet werden:

- Welche Erwartungen haben Ihre Kinder an Sie?
- Haben Sie einen eigenen Rückzugsbereich?
- Entsprechen die Tagespläne der anderen Ihren Interessen?
- Gibt es für Sie genügend Möglichkeiten, sich auszuruhen?
- Welche Aufgaben sollen Sie auf der Reise übernehmen?

Urlaub allein

Wenn die Fähigkeit zur zeitlichen und örtlichen Orientierung verloren geht, ist Urlaub allein und „auf eigene Faust“ keine gute Idee. Denn wenn Sie dadurch in eine schwierige Situation geraten, ist der damit verbundene Stress eher gesundheitsschädigend.

Tagesfahrten können eine gute Alternative sein. Reiseunternehmen, die sich auf Tagesfahrten für Senioren spezialisiert haben, holen Sie an der Haustür ab. Sie können mit den Mitreisenden einen schönen Tag verleben, werden kulinarisch versorgt und können am Abend wieder im eigenen Bett schlafen. Auch das hat ja im Alter etwas für sich.

Urlaubsangebote für Menschen mit Demenz

Wohlfahrtsverbände und Alzheimer Gesellschaften bieten regelmäßig Urlaube für Sie und Ihre Angehörigen an. Im Angebot sind neben den Kosten für Übernachtung und Verpflegung auch Kosten für die Pflege und Betreuung der Reisenden mit Demenz enthalten. Einen Teil dieser Kosten können Sie sich von der Pflegekasse erstatten lassen.

Dieses Angebot ist für Sie (noch) nicht passend, solange Sie mit Ihrem Partner den Tagesablauf allein gestalten können und wollen. Doch wenn die Krankheit fortschreitet, können Sie auf diesem Wege eine erholsame Zeit an einem schönen Ort verbringen, bei der Sie gut versorgt sind und Ihr Angehöriger wieder Kraft für den Alltag schöpfen kann.

Arztbesuch vor der Reise

Ihr Hausarzt wird Ihre Reisepläne sicher begrüßen. Er kennt aber auch Ihre körperliche Verfassung. Dabei kann er Ihnen noch den einen oder anderen Rat geben. Das ist zum Beispiel wichtig, wenn Sie regelmäßig Medikamente einnehmen. Ist man im Urlaub aktiver, muss beispielsweise bei Diabetikern das Insulin entsprechend eingestellt werden.

Koffer packen

Eine Checkliste ist beim Koffer packen hilfreich. Doch die Kleidung ist abhängig vom Klima und von den geplanten Aktivitäten. Darüber hinaus sind Hygiene- und Kosmetikartikel notwendig. In einem leichten Rollkoffer sind diese Sachen gut übersichtlich verstaut.

In eine Handtasche gehören unbedingt:

- Personalausweis
- Chipkarte Ihrer Krankenversicherung
- Geld
- Geldkarte
- Reiseunterlagen

Bitten Sie eine Person Ihres Vertrauens, noch einmal zu überprüfen, dass Sie wirklich alles dabeihaben.

Zwei Gepäckstücke, die praktisch gepackt sind, haben Sie gut im Blick. Vermeiden Sie, zusätzliche Tüten und Beutelchen. Denn damit geht die Übersicht verloren. Es steigt die Gefahr, dass Ihnen wertvolle Dinge abhandenkommen.

Reise-Versicherung

Zu Ihrer eigenen Sicherheit sollten Sie vor Reisen ins Ausland eine Reiseversicherung für die Tage der Reise abschließen. Gegen eine geringe Gebühr sind Kosten für Erkrankungen und einen eventuell notwendigen Rücktransport versichert.

Frau W. berichtet:
„Seit meiner Diagnose habe ich mich nicht mehr getraut in den Urlaub zu fahren. Doch dann habe ich in der Gruppe gesehen, dass andere trotz Demenz immer noch Reisen machen. Das hat mir Mut gemacht. Wir haben gebucht und ich bin mit meinem Mann eine Woche verreist."

15 Gut versorgt – auch wenn der Hilfebedarf steigt

Demenz ist eine fortschreitende Erkrankung. Es ist gut, wenn Sie im Moment noch allein oder mit geringer Unterstützung von anderen Menschen zurechtkommen. Wer Verantwortung für sich selbst übernimmt, klärt rechtzeitig, welche Hilfen er später in Anspruch nehmen möchte – und welche nicht.

In diesem Kapitel lesen Sie,

- wie Sie einen Pflegegrad beantragen,
- welche Unterstützungsleistungen gebräuchlich sind,
- wie Sie die Leistungen der Pflegekasse bestmöglich einsetzen.

Wie man einen Antrag auf Pflegeleistungen stellt

Ihre Krankenkasse und Ihre Pflegekasse gehören zusammen. Das gilt für gesetzlich und für privat Versicherte. Im Sozialgesetzbuch XI sind die Leistungen für Menschen mit Pflegedarf beschrieben. Diese Leistungen erhält man unabhängig vom Einkommen und unabhängig vom Vermögen.

Der Antrag: Um die entsprechenden Leistungen zu erhalten, muss man einen Antrag bei seiner Pflegekasse stellen. Man kann anrufen und sich den Antrag zuschicken lassen. Oft bereitet der Berater durch Fragen am Telefon den Antrag schon vor. Dann braucht der Versicherte nur noch unterschreiben.

Der Besuch des Gutachters: Der Medizinische Dienst der Krankenkassen wird MDK genannt. Eine Fachkraft des MDK besucht Sie zu Hause und macht sich ein Bild über Ihre Fähigkeiten und den Unterstützungsbedarf. Das Gutachten wird an Ihre Pflegekasse weitergeleitet.

Der Pflegegrad: Ihre Pflegekasse entscheidet auf Grundlage des Gutachtens über den Pflegegrad und schickt Ihnen einen Bescheid zu. In dem Brief steht,

- welchen Pflegegrad Sie erhalten haben,
- welche Leistungen Sie in Anspruch nehmen können,
- wie oft eine Beratung durch den Pflegedienst stattfinden muss, falls keine Sachleistung in Anspruch genommen wird,
- bis wann Sie einen Widerspruch einlegen können, wenn Sie mit dem Bescheid nicht zufrieden sind.

Um die Übersichtlichkeit des Ratgebers zu erhalten, finden Sie jeweils am Ende der Abschnitte dieses Kapitels einen Hinweis, ob und wie die Maßnahme mithilfe der Pflegekasse finanziert wird.
Eine aktuelle Übersicht über die Leistungen der Pflegekasse finden Sie unter www.besser-leben-mit-demenz.de. Auch Ihre Pflegekasse kann Ihnen diese Übersicht zur Verfügung stellen.

Betreuung und Entlastung von Anfang an

Bereits ab Pflegegrad 1 übernimmt die Pflegekasse einen monatlichen Beitrag für sogenannte Betreuungs- und Entlastungsleistungen.

Damit haben Sie die Möglichkeit, sich entweder im sozialen oder im hauswirtschaftlichen Bereich unterstützen zu lassen. Sie können aus verschiedenen Angeboten wählen. Reicht der Betrag der Pflegekasse nicht aus, können Sie die Leistungen selbstverständlich auch privat bezahlen.

Seniorenbegleitung: Eine individuelle, stundenweise Begleitung sollte immer durch die gleiche Person erfolgen. Sie sollten Ihre Wünsche äußern können. Der Helfer oder die Helferin kann Sie bei alltäglichen Aufgaben unterstützen oder mit Ihnen gemeinsam kulturelle, sportliche oder kirchliche Veranstaltungen besuchen. Auch kleine Ausflüge sind möglich.

Gesprächskreise: Wenn Sie an einem regelmäßigen Gesprächskreis teilnehmen, können Teilnahmegebühren entstehen.

Betreuungsgruppe: Dieses Angebot ist besonders für Menschen in der mittleren Phase der Erkrankung gedacht. In der Regel handelt es sich um ein halbtägiges Angebot mit einem Fahrdienst.

Hauswirtschaft: Sie können sich im Bereich der Hauswirtschaft unterstützen lassen, zum Beispiel beim Fensterputzen, der Wäschepflege oder der Hausreinigung. Auch dafür kann die Pflegekasse einen Teil der Kosten übernehmen.

Damit die Pflegekasse die Kosten übernimmt, müssen Sie diese Hinweise beachten:

- Diese Leistungen werden nicht einfach auf Ihr Konto überwiesen. Sie müssen die Leistung zunächst in Anspruch nehmen. Danach reichen Sie die Rechnung bei Ihrer Kasse ein.
- Der Erbringer der Leistung kann auch direkt mit der Kasse abrechnen. Dann haben Sie weniger Aufwand.
- Der Anbieter muss eine Zulassung haben, um mit den Kassen abzurechnen. Fragen Sie am besten direkt bei Ihrer Pflegekasse danach.
- Auch Nebenkosten, die in der Tagespflege oder Kurzzeitpflegeeinrichtung entstehen, können von der Pflegekasse teilweise bezahlt werden.
- Wenn das Geld nicht verbraucht wird, entsteht bei der Pflegekasse ein Guthaben, dass Sie auch später abrufen können. Guthaben aus dem Vorjahr können bis Ende Juni in Anspruch genommen werden.

Wenn der Pflegedienst nach Hause kommt

Behandlungspflege: Wer regelmäßig Medikamente einnimmt, Blutzuckerwerte prüfen muss oder Stützstrümpfe tragen muss, der kann auch ohne Pflegegrad Unterstützung durch einen Pflegedienst erhalten. Wichtig ist, dass die Arbeit medizinisch notwendig ist und Sie dafür eine Verordnung Ihres Arztes haben.

Leistungskomplexe der Pflegedienste: Ist Unterstützung bei der Körperpflege notwendig, dann hilft hier die sogenannte Pflege-Sachleistung. Mit einem Pflegedienst vereinbaren Sie, welche Leistungen wie oft erbracht werden sollen. Der Pflegedienst legt Ihnen ein Leistungsverzeichnis vor und macht

Ihnen ein schriftliches Angebot. Typische Leistungskomplexe sind:

- Kleine Grundpflege
  - An-/Auskleiden
  - Waschen des Oberkörpers
  - Mundpflege und Zahnpflege
  - Kämmen
- Große Grundpflege
  - An-/Auskleiden
  - Waschen des gesamten Körpers oder Duschen
  - Rasieren
  - Mundpflege und Zahnpflege
  - Kämmen

Eine Pflegekraft kommt zu Ihnen nach Hause und übernimmt die vereinbarten Pflegeleistungen.

Pflegegeld: Je nach Höhe des Pflegegrades (2–5) steht monatlich ein fester Betrag zur Verfügung. Die Pflegeversicherung zahlt diesen Betrag am Monatsanfang auf Ihr Konto. Sie erhalten diesen Betrag, auch wenn Sie keine Pflegeleistungen in Anspruch nehmen. Die notwendige Unterstützung wird von Angehörigen oder Bekannten erbracht. Sie können frei entscheiden, wofür Sie das Pflegegeld verwenden.

Pflege-Sachleistung: Damit ist die Leistung durch einen Pflegedienst oder eine Sozialstation gemeint. Je nach Höhe des Pflegegrades (2–5) steht monatlich ein fester Betrag zur Verfügung. Dieser Betrag ist höher als das Pflegegeld. Grund dafür ist, dass dem Pflegedienst höhere Kosten für Personal, Fahrzeuge, Versicherungen, Verwaltung usw. entstehen.

Kombinationsleistung: Diese Art wird gewählt, wenn der Pflegedienst nicht das gesamte Budget der Sachleistung verbraucht. Dann kann Ihnen die Pflegekasse Ihr Pflegegeld anteilig auszahlen.

Menschen mit Pflegegrad 1 erhalten diese Leistungen nicht.

Tagsüber in der Tagespflege

Manchmal können oder wollen ältere Menschen nicht den ganzen Tag zu Hause sein. Zum Beispiel, wenn sie allein leben. In der Tagespflege haben sie Gesellschaft und nehmen an gemeinsamen Mahlzeiten teil. Auch Pflegeleistungen wie Duschen und Baden sind in einigen Einrichtungen möglich.

Der Fahrdienst holt die Tagespflege-Gäste morgens zu Hause ab. Sie essen gemeinsam mit den anderen Gästen ein zweites Frühstück.

Am Vormittag gibt es verschiedene Angebote wie Gedächtnistraining, leichte sportliche Übungen oder Spiele.

Für alle Gäste der Tagespflege gibt es ein gemeinsames Mittagessen. Danach können sie sich eine Ruhepause gönnen.

In den Ruheräumen stehen Schlafsessel und Liegen.

Alle Tagespflege-Gäste trinken gemeinsam Kaffee. Danach bringt sie der Fahrdienst wieder nach Hause.

Worauf soll ich bei der Auswahl einer Tagespflege achten?

- Sie sollten mit dem Fahrdienst nicht zu lange unterwegs sein.
- Wünschen Sie sich besondere Angebote für Männer? Fragen Sie ruhig, an welchen Tagen viele Männer da sind und ob es an diesen Tagen Angebote für Männer gibt.
- Überlegen Sie, ob Ihnen die Beschäftigung im Garten Spaß macht. Manchmal hat die Tagespflege einen großen Garten!
- Vielleicht besucht schon jemand aus dem Bekanntenkreis eine Tagespflege? Dann könnten Sie gemeinsam Zeit verbringen.
- Sie können einen Probe-Besuch vereinbaren, bevor Sie sich endgültig entscheiden.

Frau W. erzählt im Gesprächskreis:
„Meinem Mann zuliebe gehe ich jetzt einen Tag pro Woche in die Tagespflege. Damit er auch etwas entlastet ist. Anfangs hat es mir dort gar nicht gefallen. Dann habe ich mit einer Mitarbeiterin gesprochen. Jetzt gibt es auch Angebote, die mir gefallen. Mit einer anderen Teilnehmerin verstehe ich mich auch gut."

> Für den Besuch der Tagespflege steht je nach Pflegegrad (2–5) ein monatlicher Betrag bereit. Je höher der Pflegegrad, desto mehr Geld steht zur Verfügung. Zusätzlich entstehen Kosten für den Fahrdienst, die Verköstigung und für Investitionsleistungen des Trägers.
> Menschen mit Pflegegrad 1 erhalten dafür keine Unterstützung von der Pflegekasse.

Kurzzeitpflege – Pflegeheim auf Zeit

Manchmal ist die Pflege zu Hause für einen bestimmten Zeitraum nicht möglich, zum Beispiel nach einem Krankenhaus-Aufenthalt oder wenn die Wohnung umgebaut werden muss.

Es gibt reine Kurzzeitpflege-Einrichtungen und Pflegeheime, in denen ein Wohnbereich für Kurzzeit-Plätze vorgesehen ist.

Wenn Sie dieses Angebot nutzen möchten, sollten Sie sich so früh wie möglich dafür anmelden. Denn gerade in Ferien- und Urlaubszeiten sind die Plätze rar.

Alle Personen mit einem Pflegegrad 2 bis 5 erhalten für bis zu vier Wochen pro Jahr finanzielle Unterstützung für die Nutzung der Kurzzeitpflege.
Der Betrag ist für alle Pflegegrade gleich. Die Einrichtungen berechnen jedoch für jeden Pflegegrad unterschiedliche Kosten. Daher schöpft ein Nutzer mit Pflegegrad 5 den Höchstbetrag schneller aus.
Zusätzlich entstehen Kosten für Unterbringung und Verpflegung.

Verhinderungspflege – zu Hause oder in der Kurzzeitpflege

Ist die Hauptpflegeperson verhindert, haben Sie die Möglichkeit, die zusätzlich notwendige Unterstützung aus Mitteln der Pflegekasse zu finanzieren.

Verhinderungspflege zu Hause: Diese Leistung darf jede Person erbringen, mit der Sie dies vereinbaren. Sie muss keine besondere Qualifikation nachweisen. Die Helferin könnte zum Beispiel eine Nachbarin sein, die in der Verhinderungszeit für Sie einkauft, Ihnen das Essen zubereitet und hauswirtschaftliche Arbeiten übernimmt.

Verhinderungspflege außer Haus: Wenn Sie möchten, kann die Verhinderungspflege auch in einer Kurzzeitpflege-Einrichtung erfolgen. Dann übernimmt die Pflegekasse wiederum einen Teil der Kosten für die Pflege.

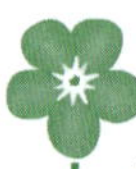

Sie müssen nicht angeben, warum Ihre Pflegeperson verhindert ist.

Alle Personen mit einem Pflegegrad 2 bis 5 können bis zu vier Wochen pro Jahr Verhinderungspflege in Anspruch nehmen. Der Betrag ist für alle Pflegegrade gleich.
Verhinderungspflege kann auch stundenweise beantragt werden.

Der Umzug ins Pflegeheim

Der Umzug in ein Pflegeheim ist für Betroffene und Angehörige eine schwierige Entscheidung. Das Pflegeheim ist dann das letzte Zuhause. Es ist verständlich, dass mit diesem Gedanken Ängste und Unsicherheiten verbunden sind.

Dieser Umzug bedeutet, dass Sie das bisherige Zuhause aufgeben. Sie müssen sich als „Neuling“ an ein bestehendes System mit bestimmten Abläufen und Ritualen anpassen. Mit der neuen Umgebung sind viele neue Menschen verbunden – Pflegekräfte und andere Bewohner.

Doch wenn das Leben in den eigenen vier Wänden nicht mehr möglich ist, kann ein Pflegeheim ein guter Ort zum Leben werden. Damit das gelingt, bedarf es einiger Mühen, die Ihnen niemand abnehmen kann.

Sie selbst müssen festlegen, welche Dinge Ihnen so wichtig sind, dass Sie auch im Pflegeheim nicht darauf verzichten wollen. Und Sie müssen sich auf die Suche nach der Einrichtung machen, die zu Ihnen passt.

Kopieren Sie sich die folgende Auflistung so oft Sie sie benötigen oder laden Sie sich unter www.besser-leben-mit-demenz.de die Datei herunter.

Auf Folgendes sollten Sie achten:

- Ist die Atmosphäre stressfrei, wohnlich und familiär? Oder fühlen Sie sich an ein Krankenhaus, ein Hotel oder an eine Kindertagesstätte erinnert?
- Erleichtern Bilder, Wegweiser und eine entsprechende Farbgestaltung die Orientierung?
- Gibt es gemütliche Nischen, in denen sich Menschen aufhalten?
- Werden die Bewohner würdevoll und fürsorglich behandelt? Verräterisch sind Begriffe wie „unsere Patienten“ oder „Pflegefälle“. Auch die Bezeichnung „unsere Omis und Opis“ zeugt von wenig Respekt.
- Kümmert sich das Personal oder reagiert es nur auf Klingeln? Können Sie kleine Gesten der Freundlichkeit beobachten?
- Wie wirken die Bewohnerinnen und Bewohner?
- Wie vielen Bewohnerinnen und Bewohnern begegnen Sie? Sind sie an ihrer Umgebung interessiert oder wirken sie apathisch?

- Ist die Kleidung der Bewohnerinnen und Bewohner sauber? Sie muss allerdings nicht unbedingt zusammenpassen. Gute Heime überlassen ihren Bewohnern individuelle Entscheidungen.
- Wie viel Freiheit haben geistig verwirrte Bewohnerinnen und Bewohner?
- Welche Angebote speziell für Menschen Demenz gibt es? Wie wird auf ihre Vorlieben und ihre Biografie eingegangen?
- Wie ist die medizinische und pflegerische Unterstützung geregelt?
- Können Angehörige rund um die Uhr zu Besuch kommen?
- Sind die Pflegekräfte festen Gruppen zugeordnet? Wie lange arbeiten die Pflegekräfte schon in dieser Einrichtung?
- Gibt es für die Bewohnerinnen und Bewohner Einzel- und Gruppenangebote, um sich ihren Möglichkeiten entsprechend zu beschäftigen?
- Wie gut und individuell werden Sie beraten?
- Wie lange leben die Bewohnerinnen und Bewohner durchschnittlich im Heim?
- Gibt es eine Sterbebegleitung oder sterben die meisten Bewohnerinnen und Bewohner im Krankenhaus?

Manche Pflegeheime bieten an, auf Probe zu wohnen. Oder es gibt die Gelegenheit, die Einrichtung bei einem Aufenthalt in der Kurzzeitpflege kennenzulernen.

Frau K. berichtet im Gesprächskreis: „Ich habe mir neulich ein Pflegeheim in der Nähe angesehen. Natürlich möchte ich zu Hause leben, solange es geht. Aber wenn ich das mit der Körperpflege nicht mehr selber machen kann, dann möchte ich nicht, dass mein Mann das übernimmt. Dann gehe ich in dieses Pflegeheim."

Für Menschen mit Pflegegrad 2 bis 5 übernimmt die Pflegekasse einen Teil der Kosten, die durch die stationäre Pflege entstehen.
Das XI. Sozialgesetzbuch legt fest, dass der Anteil, den die Bewohner einer Einrichtung zahlen, für alle Pflegegrade einheitlich ist. Das heißt, falls der Pflegegrad steigt, bekommt die Einrichtung einen höheren Betrag von Ihrer Pflegekasse. Ihr Eigenanteil bleibt jedoch gleich.
Zusätzlich entstehen Ihnen Kosten für Unterbringung und Bewirtung sowie Investitionen. Daher variiert der Zuzahlungsbetrag von Einrichtung zu Einrichtung. Unter www.pflege-navigator.de finden Sie die aktuellen Kosten aller Pflegeheime.

Leben in der Demenz-WG

Eine Demenz-WG ist keine Wohngemeinschaft wie man sie aus Studentenkreisen kennt. Sie ist auf die Bedürfnisse von Menschen mit Demenz zugeschnitten. Hier werden die Bewohnerinnen – genau wie im Pflegeheim – rund um die Uhr versorgt.

In einer guten Demenz-WG erwarten Sie viele Vorteile:

- Es geht sehr familiär zu, da maximal 10 bis 12 Menschen zusammenleben.
- Sie können Ihr Zimmer mit eigenen Möbeln ausstatten und fühlen sich dadurch eher heimisch.
- Sie oder Ihre Angehörigen haben ein Mitspracherecht bei der Auswahl neuer Mitmieter.

Die Bewohner haben Mietverträge – entweder direkt mit dem Vermieter oder mit einem Verein, der alle notwendigen Aufgaben koordiniert. Aus Sicht der Pflegekassen gehört die

Versorgung weiterhin in den Bereich „ambulante Pflege". Das bedeutet, alle Leistungen stehen Ihnen genauso zu, als würden Sie in Ihrer eigenen Wohnung leben. Zusätzlich gibt es einen Wohngruppenzuschlag. Darüber hinaus zahlt jeder Bewohner einen Eigenbeitrag für Miete, Lebensmittel, Wäsche-Service und weitere Dienstleistungen. Die Versorgung der Mieterinnen und Mieter der WG funktioniert dadurch, dass alle notwendigen Pflegeleistungen vom gleichen Pflegedienst erbracht werden. Dadurch kann dieser wirtschaftlich arbeiten und rund um die Uhr vor Ort sein.

Die Tabelle 3 in Kapitel 4 gibt Ihnen einige Anregungen, was Sie Ihren Angehörigen darüber mitteilen können, wie Sie sich diese Lebensphase vorstellen.

Wer in einer Pflege-Wohngemeinschaft wohnt, erhält ab Pflegegrad 1 einen monatlichen Zuschlag. Dieser ist zur Abdeckung entstehender Verwaltungskosten gedacht. Weiterhin stehen alle ambulanten Leistungen zur Verfügung:

- Sachleistung
- Betreuungs- und Entlastungsleistung
- Verhinderungspflege
- ggf. Tagespflege

16 Vorsorgevollmacht und gesetzliche Betreuung

Die Vorsorgevollmacht

In einer Vorsorgevollmacht legen Sie fest, wer rechtsgültige Entscheidungen in Ihrem Sinne treffen soll, wenn Sie selbst nicht mehr dazu in der Lage sind. Dieser Person müssen Sie sehr gut vertrauen können.

Eine Vorsorgevollmacht sollte man so früh wie möglich erteilen.

Sie können in Ihrer Vorsorgevollmacht drei Dinge regeln:

- Wer ist Ihr Bevollmächtigter?
- Welche Aufgabenbereiche soll der Bevollmächtigte übernehmen?
- Welche Wünsche Ihrerseits soll der Bevollmächtigte beachten?

Für die Vorsorgevollmacht gibt es in den Rathäusern, bei Betreuungsvereinen und Beratungsstellen Vorlagen, die Sie nutzen können. Im Internet können die Vordrucke von den Seiten des Bundesjustizministeriums ausgedruckt werden.

Ihr Stellvertreter kann grundsätzlich in allen wichtigen und juristisch relevanten Angelegenheiten für Sie aktiv werden – zum Beispiel bei Vermögensangelegenheiten, Gesundheitsfragen oder bei Wohnungsangelegenheiten.

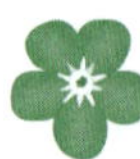

Ihr Ehepartner oder Ihre Kinder sind keinesfalls automatisch als Betreuer berechtigt – nur wer rechtskräftig dafür bestimmt wurde, darf Sie vertreten und Entscheidungen in Ihrem Namen treffen.

Die gesetzliche Betreuung

Liegt keine Vorsorgevollmacht vor, muss das Betreuungsgericht im Bedarfsfalle einen gesetzlichen Betreuer festlegen, der die notwenigen Aufgaben übernimmt. In einer Betreuungsvollmacht können Sie festlegen, welche Person das übernehmen soll. Der gesetzliche Betreuer hat – anders als der Bevollmächtigte in der Vorsorgevollmacht – umfangreiche Berichtspflichten gegenüber dem Gericht.

Auch der Betreuer oder die Betreuerin sollte Ihre Wünsche gut kennen. Dafür können Sie Ihre Wünsche in der Betreuungsvollmacht formulieren. Orientieren Sie sich dabei an der Tabelle 3 in Kapitel 4 und Tabelle 7 in Kapitel 11.

In allen Regionen gibt es Betreuungsvereine. Die Mitarbeiter können Sie bei der Formulierung unterstützen und zu allen Fragen individuell beraten.

Demenz ist nicht das Ende

Auch wenn die Krankheit voranschreiten sollte – Mut, Humor und Lebensfreude sind keine kognitiven Leistungen. Diese Eigenschaften, sind in jeder Ihrer Körperzellen gespeichert. Was auch immer passiert, bleiben Sie mutig, bewahren Sie Ihren Humor, genießen Sie Ihr Leben!

Ich danke allen Menschen mit Demenz, die mich mit ihren Geschichten und dem mutigen Ausprobieren der Ideen zu diesem Buch inspiriert haben. Den Mitarbeiterinnen des Ernst Reinhardt Verlages danke ich für die geduldige und kreative Zusammenarbeit.

Ich widme dieses Buch meiner Mutter, die schon viele Jahre mit Demenz lebt und durch ihre Erkrankung zu einer starken Person wurde.

Literatur

Ärzteblatt (2019): Soziale Kontakte im mittleren und späten Lebensalter könnten Demenzrisiko senken. https://www.aerzteblatt.de/nachrichten/105181/Soziale-Kontakte-im-mittleren-und-spaeten-Lebensalter-koennten-Demenzrisiko-senken, 6.7.2020

Bänziger, E., Schmiedel, V., Nehls, M. (2017): Demenz vorbeugen, mediterran essen, Fona Verlag, Lenzburg

Belleville, S., Clément, F., Mellah, S., Gilbert, B., Fontaine, F., Gauthier, S. (2011): Training-related brain plasticity in subjects at risk of developing Alzheimer's disease. Brain 134/6; https://academic.oup.com/brain/article/134/6/1623/369304, 6.7.2020

Bundesministerium der Justiz und für Verbraucherschutz: https://www.bmjv.de/SiteGlobals/Forms/Suche/Publikationensuche_Formular.html?nn=6765634

Deutsche Alzheimer Gesellschaft e. V. (2018): Junge Demenzkranke. Mitgliederzeitschrift „Alzheimer Info" 1/2018

Deutsche Alzheimer Gesellschaft e. V.: Informationsblätter abrufbar unter https://www.deutsche-alzheimer.de/unser-service/informationsblaetter-downloads.html

Die Malteser in Deutschland (Hg.) (2015): Mit Demenz leben. Den Alltag gestalten. TRIAS, Stuttgart

Graessel, E., Stemmer, R., Eichenseer, B., Pickel, S., Donath, C., Kornhuber, J., Luttenberger, K. (2011): MAKS Eine nicht-medikamentöse, multimodale Gruppentherapie für Patienten mit degenerativer Demenz. https://www.maks-therapie.de/wp-content/uploads/2017/03/Graessel_Stemmer_etal_2011.pdf, 6.7.2020

Holthoff, V., Reuster, T., Schützwohl, M. (o. J.): ERGODEM – Effektivität einer optimierten Ergotherapie bei Demenz im häuslichen Setting https://static.onleihe.de/content/thieme/20130529/978-3-13-173051-0/v978-3-13-173051-0.pdf, 6.7.2020

Kurz, J. (o.J.): Für immer aufgeräumt. http://info.tempus.de/nl/060312/10_buero-kaizen_prinzipien.pdf, 6.7.2020

Luhmann, M., Bücker, S. (Hg.) (2019): Einsamkeit und soziale Isolation im hohen Alter. Projektbericht. Ruhr-Universität Bochum

Maier, W., Schulz, J., Weggen, S., Wolf, S. (2011): Alzheimer & Demenzen verstehen: Diagnose, Behandlung, Alltag, Betreuung. TRIAS, Stuttgart

Möller, G. (2002): Gedächtnistraining: Evaluation des integrativen/interaktiven Hirnleistungstrainings (IHT). https://freidok.uni-freiburg.de/fedora/objects/freidok:600/datastreams/FILE1/content, 6.7.2020

Rohra, H. (2011): Aus dem Schatten treten. Warum ich mich für unsere Rechte als Demenzbetroffene einsetze. Mabuse, Frankfurt/M.

Rohra, H. (2016): Ja zum Leben trotz Demenz! medhochzwei, Heidelberg

Schönborn, R. (2018): Demenzsensible psychosoziale Interventionen. Springer, Heidelberg

Strandberg, T. et al. (2015): Cohort Profile: The Helsinki Businessmen Study (HBS). International Journal of Epidemiology 45/4; https://academic.oup.com/ije/article/45/4/1074/2951626, 6.7.2020

Volkert, D., Öckl, P., Stahl, A. (2005): Ernährung und Demenzrisiko – was ist gesichert? Ernährungs-Umschau 52/5; https://www.ernaehrungs-umschau.de/fileadmin/Ernaehrungs-Umschau/pdfs/pdf_2005/05_2005/EU_05_05_172_178___Lit..pdf, 6.7.2020

Weigel, U., Dumke, C., Helms, E. (2019): Menschen mit Demenz in der Arztpraxis begleiten. Landesinitiative Demenz Sachsen, Dresden

Weiß, S., Schneider-Schelte, H., Jansen, S. (2018): Was kann ich tun? Tipps und Informationen bei beginnender Demenz, Deutsche Alzheimer Gesellschaft e. V., Berlin

Wiegele, B., Poulaki, S. (2013): Hilfe, ich werde vergesslich! Ernst Reinhardt, München

Register